栄養科学シリーズ

NEXT

Nutrition, Exercise, Rest

NEXT 応用栄養学実習

木戸康博・小林ゆき子／編

第2版

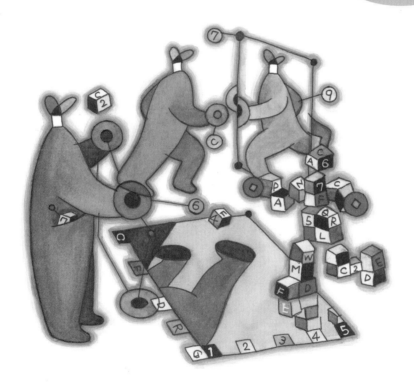

講談社

シリーズ総編集

木戸　康博	京都府立大学　名誉教授
宮本　賢一	龍谷大学農学部食品栄養学科　教授

実験・実習編担当委員

岡崎　眞	畿央大学健康科学研究所　客員研究員
片井加奈子	同志社女子大学生活科学部食物栄養科学科　教授
加藤　秀夫	県立広島大学　名誉教授
桑波田雅士	京都府立大学大学院生命環境科学研究科　教授

執筆者一覧

青井　渉	京都府立大学大学院生命環境科学研究科　准教授（12, 13）
小倉　嘉夫	神戸女子大学家政学部管理栄養士養成課程　教授（4, 5）
片井加奈子	同志社女子大学生活科学部食物栄養科学科　教授（7）
勝川　路子	帝塚山学院大学人間科学部食物栄養学科　講師（8）
木戸　康博＊	京都府立大学　名誉教授（0, 1）
工藤　美香	駒沢女子大学人間健康学部健康栄養学科　准教授（11）
小切間美保	同志社女子大学生活科学部食物栄養科学科　教授（9）
小島菜実絵	京都光華女子大学健康科学部健康栄養学科　講師（10）
小林ゆき子＊	京都府立大学大学院生命環境科学研究科　講師（2, 3）
齊藤　曜子	京都光華女子大学健康科学部健康栄養学科　准教授（10）
清水　扶美	神戸女子大学家政学部管理栄養士養成課程　准教授（6）
田中　弥生	関東学院大学栄養学部管理栄養学科　教授（11）
福田ひとみ	帝塚山学院大学人間科学部食物栄養学科　教授（8）
渡邊　英美	帝塚山大学現代生活学部食物栄養学科　准教授（9）

（五十音順，＊印は編者，かっこ内は担当章）

https://www.kspub.co.jp/ よりワークシートをダウンロードできます.

第2版　まえがき

　栄養とは，食物を摂取し，そこに含まれる栄養素を体内に取り込み代謝を通じて生命を維持する一連の営みである．栄養学は，食物に関する分野と，食物を摂取する側の人体に関する分野に加えて，食べることにかかわる社会や環境の分野で構成され，これら基礎分野で蓄積された科学的根拠に基づき社会で栄養実践活動を行い，社会に貢献することを目的とする学問である．管理栄養士は，人々の健康の維持・増進，および生活の質（QOL）の向上を目指して，科学的根拠に基づき「栄養の指導」を実践する専門職である．

　平成12年3月，栄養士法の一部改正が行われ，管理栄養士の業務が明確にされるとともに，新カリキュラムでの教育が開始された．その後，介護報酬改定，診療報酬改定，障害福祉サービス等報酬改定において「栄養ケア・マネジメント（栄養管理）」の考え方が導入され，報酬化されるなど，ますます管理栄養士の社会的役割が重要となっている．現行の教育目標では，いずれの教育内容においても，「栄養評価・判定に基づいた企画，実施，評価の総合的なマネジメントを行うことのできる能力を養う」という考え方が基本である．応用栄養学の教育目標は，「身体状況や栄養状態に応じた栄養管理の考え方を理解する」とされ，管理栄養士に求められる最も重要な手技として栄養管理が挙げられている．

　応用栄養学は，栄養管理の基本的な考え方を修得する管理栄養士養成の要となるべき専門分野であり，栄養管理の一連の流れを修得し，栄養教育論，臨床栄養学，公衆栄養学などの専門分野で必要となる栄養管理の基本的な手技を身につける場である．

　そこで本実習書は，「栄養管理の基本」，「ライフステージごとの栄養管理」，「運動時の栄養管理」の3編構成とし，第2版では，食事摂取状況のアセスメントから始まるA-PDCAサイクルを基本とした栄養管理プロセスの技術を習得できるように数多くの演習・実習を設定した．まず「栄養管理の基本」編では，栄養管理の基本的な手技や特徴，選択方法の理解を深め，そのうえで栄養管理プロセスの一連の流れを習得できる内容とした．「ライフステージごとの栄養管理」編では，応用栄養学で学んだライフステージ別の特徴を理解したうえで，栄養管理プロセスに基づいた技能が身につけられる内容とした．「運動時の栄養管理」編では，特殊環境のうち，運動の条件に応じた生体応答の特徴について理解を深め，栄養処方技術や栄養管理技術の習得を目指す内容とした．よって，献立の基本的な作成方法や調理技術そのものは他の実習に委ねた．

　本書が，栄養実践活動の要である応用栄養学の実習の一助となり，皆様のお役に立てることを願ってやまない．不備な点は，皆様のご指摘により，今後改めていきたい．

　本書刊行にあたり，さまざまなご便宜をいただいた講談社サイエンティフィクの神尾朋美氏に厚くお礼申し上げる．

　2020年8月

編者　木戸　康博

小林ゆき子

栄養科学シリーズ NEXT
【実験・実習編】の新期刊行にあたって

　「栄養科学シリーズ NEXT」は，"栄養 Nutrition・運動 Exercise・休養 Rest"を柱に，平成 10 年から刊行を開始したテキストシリーズです．平成 14 年度からはじまった現在のカリキュラムや教員配置により，管理栄養士養成教育はたいへん改善されました．また，平成 21 年には，特定非営利活動法人日本栄養改善学会により，管理栄養士が備えるべき能力に関して「管理栄養士養成課程におけるモデルコアカリキュラム」が策定されました．本シリーズではこれにも準拠するべく改訂を重ねています．

　この度，NEXT 草創期のシリーズ総編集である中坊幸弘先生，山本茂先生の意思を引き継いだ新体制により，時代のニーズと栄養学の本質を礎にして，「栄養科学シリーズNEXT」の一つとして「実験・実習編」を引き続き刊行していくこととなりました．管理栄養士の業務は，「栄養の指導」です．「栄養の指導」は，「食事管理」と「栄養管理」に大別できます．管理栄養士の養成では，「食事管理」に加え「栄養管理」に重点を置いた教育がなされ，その上で，管理栄養士の国家試験受験資格が得られるしくみになっています．

　「実験・実習編」では，養成施設での基礎実験・実習を充実させるとともに，養成施設で学ぶ技術と現場で利用する技術の乖離を埋める内容に心がけ，現場で役に立つ内容としました．また，管理栄養士教育の目標を達成するための内容を盛り込み，他の専門家と協同してあらゆる場面で健康を担う食生活・栄養の専門職の養成を目指すことに心がけました．

　本書で学ばれた学生たちが，新しい時代を担う管理栄養士として活躍されることを願っています．

シリーズ総編集　木戸　康博

宮本　賢一

0. 応用栄養学実習にあたって

ねらい ・応用栄養学は管理栄養士養成の基盤であることを理解する
・応用栄養学実習では何を修得するのかを理解する

0.1 応用栄養学は管理栄養士養成の基盤である

　管理栄養士に求められる最も重要なスキルの1つは，栄養ケア・マネジメント（栄養管理）を進められることである．応用栄養学は，「栄養管理」の基本的な考え方を修得する管理栄養士養成の基盤となるべき分野である．応用栄養学で「栄養管理」の一連の流れを修得し，他の専門分野で，それぞれの専門性に応じた適切なスキルの修得につながる基本を身につけなければならない．したがって，応用栄養学の教育目標に，「栄養管理の考え方を理解する」が位置付けられている．そのうえで，応用栄養学では，妊娠や発育，加齢など人体の構造や機能の変化に伴う栄養状態などの変化について十分に理解することにより，栄養評価・栄養診断（栄養アセスメント）の基本的考え方を修得すること，また，健康増進，疾病予防に寄与する栄養素の機能などを理解し，健康への影響に関するリスク管理の基本的考え方や方法について修得することが教育目標とされている（図0.1）．

0.2 応用栄養学実習では何を修得するのか

　望ましい栄養状態・食生活の実現は，人間にとって健康を維持・増進し，生活の質（QOL）を向上させるために重要なことである．栄養とは，食物を摂取し，そこに含まれる栄養素を体内に取り込み代謝を通じて生命を維持する一連の営みである．身体状況や体外環境の変化によって，ヒトの体内環境も変化する．神経系，内分泌系，免疫系，血液循環系といった統合システムの異常によって，恒常性を維持できなくなると疾病が生じる．栄養管理は，健康の維持・増進から疾病の予防と治療のみならず，疾病の重症化予防，さらには介護予防という広い範囲で重要性が増している．

QOL : quality of life

図 0.1 「栄養管理」を理解するための教育体系

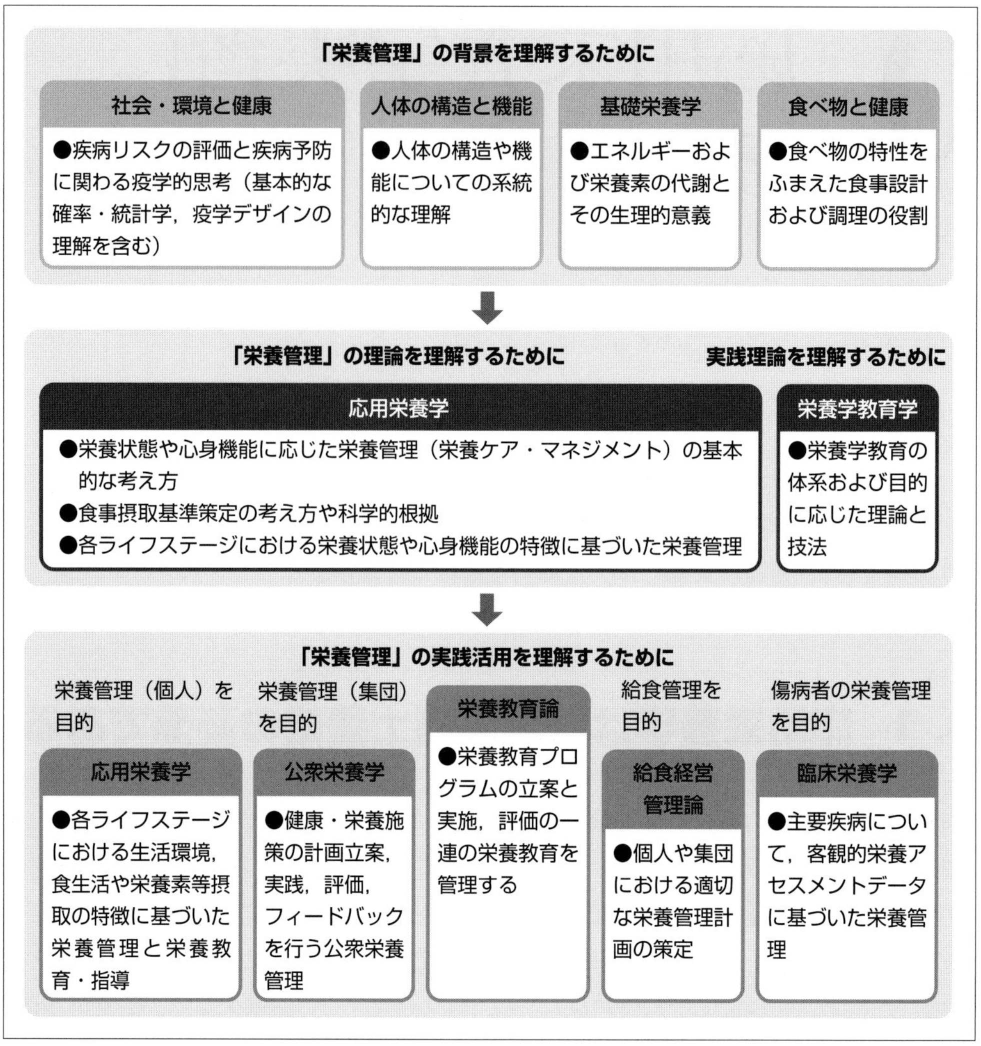

「栄養管理」の背景を理解するために

社会・環境と健康	人体の構造と機能	基礎栄養学	食べ物と健康
●疾病リスクの評価と疾病予防に関わる疫学的思考（基本的な確率・統計学，疫学デザインの理解を含む）	●人体の構造や機能についての系統的な理解	●エネルギーおよび栄養素の代謝とその生理的意義	●食べ物の特性をふまえた食事設計および調理の役割

「栄養管理」の理論を理解するために　　**実践理論を理解するために**

応用栄養学	栄養学教育学
●栄養状態や心身機能に応じた栄養管理（栄養ケア・マネジメント）の基本的な考え方 ●食事摂取基準策定の考え方や科学的根拠 ●各ライフステージにおける栄養状態や心身機能の特徴に基づいた栄養管理	●栄養学教育の体系および目的に応じた理論と技法

「栄養管理」の実践活用を理解するために

栄養管理（個人）を目的	栄養管理（集団）を目的	栄養教育論	給食管理を目的	傷病者の栄養管理を目的
応用栄養学	公衆栄養学	●栄養教育プログラムの立案と実施，評価の一連の栄養教育を管理する	給食経営管理論	臨床栄養学
●各ライフステージにおける生活環境，食生活や栄養素等摂取の特徴に基づいた栄養管理と栄養教育・指導	●健康・栄養施策の計画立案，実践，評価，フィードバックを行う公衆栄養管理		●個人や集団における適切な栄養管理計画の策定	●主要疾病について，客観的栄養アセスメントデータに基づいた栄養管理

　応用栄養学実習では，栄養管理の基礎となる考え方を理解し，その遂行に必要な栄養アセスメントの考え方や方法を修得する．また，一連の栄養管理の過程を学ぶことにより，個人および集団などの対象別にその遂行に必要な基本的技能を修得する．

　本書では，応用栄養学実習の内容を 3 編に分けた．すなわち，栄養管理の基本，ライフステージごとの栄養管理，運動時の栄養管理である．

栄養管理の基本

【学習（修）の心得と要点】

　栄養管理とはいったい何か，その手順の概要について理解を深める．そして，栄養管理プロセスに基づいた栄養管理の手法を習得する．

　1～4章において，栄養評価項目（FH，AD，BD，PD，CH）の情報収集と抽出方法，主観的情報と客観的情報に分ける作業，栄養評価の実施と栄養診断，栄養介入計画の作成まで取り組んだのち，SOAP様式の栄養管理計画書の作成技術までを習得する．

　5章では，実際に栄養管理プロセスの一連の流れを体感できるよう設定し，栄養介入計画の実行，モニタリング，評価（判定）にいたる技術を習得する．

　6章では，集団を対象とした場合の栄養管理について，栄養管理プロセスに基づいた情報収集法や技術を実習する．

1. 栄養管理の概念

ねらい ・栄養管理の考え方を理解する
・栄養管理の手順の概要を理解する

1.1 栄養管理の定義

　栄養管理は，栄養ケア・マネジメント（nutrition care and management）ともいう．栄養ケア（nutrition care）とは，健康な人から栄養状態に問題を抱える人まで，すべての人を対象に栄養の指導を通じて，よりよい栄養状態へ改善させるための実践活動である．マネジメント（management）とは，人々がある目的を達成するために業務の方法や手順などを効率的に行えるようにする活動である．つまり，栄養ケア・マネジメント（栄養管理）は，すべての人を対象に栄養状態を客観的に栄養評価・栄養診断して，その状態に対応した適切な栄養の指導により食生活の実践を支援し，健康の維持・増進から疾病の予防と治療のみならず，疾病の重症化予防，さらには介護予防という広い範囲の活動である．この活動の目的は，栄養の指導を通じて人々のQOLを向上させることである．栄養の指導とは，個人や集団に対して栄養や食に関する専門的知識や技術を用いて，エネルギーや栄養素の摂取量，生体機能に影響を及ぼす食品成分の摂り方，食事のタイミングや食事回数などの食べ方，あるいは栄養補給法などを調節し，対象者の代謝に介入し制御することである．

1.2 栄養管理の手順

　個人や集団における栄養学的な問題は，短期的に簡単に解決できるものから，いろいろな問題が重なって長期的な対応が必要なもの，あるいは簡単に解決できないものまで千差万別である．そのような問題に対して栄養管理を行い，適切に解決していくための考え方として，PDS（plan, do, see）サイクルや，PDCA（plan, do, check, act）サイクル（図1.1）というマネジメントサイクルの手法が用いられている．

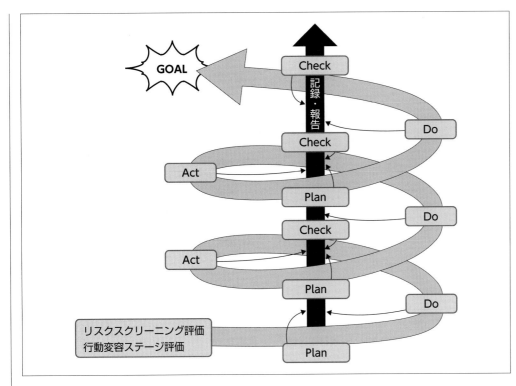

図 1.1　PDCA サイクルを用いた栄養管理の手順

Act：プロセスの継続的改善・向上に必要な措置を実施する

Check：測定結果を評価し，結果を目標と比較するなど分析を行う

Do：計画を実施し，そのパフォーマンスを測定する

Plan：目標を設定して，それを実現するためのプロセスを設計（改訂）する

　PDS サイクルは，個人や集団の栄養管理計画を作成し（Plan），実施し（Do），評価する（See），これを繰り返すサイクルである．また，PDCA サイクルは，個人や集団の栄養管理計画を作成し（Plan），実施し（Do），評価し（Check），改善する（Act）というサイクルである．この最後の改善を次の計画に結びつけて計画を修正しながら問題を解決していく考え方であり，1950 年代に品質管理の父といわれるエドワーズ・デミングによって提唱されたものである．また，アメリカ栄養士会（AND）は，栄養管理プロセス（NCP）を提案している（図 1.2）．この過程は，栄養評価，栄養診断，栄養介入，栄養監視・評価の 4 つのステップから構成されている．

AND：Academy of Nutrition and Dietetic

NCP：nutrition care process

　栄養管理の実施過程では，基本的な方法は同じでも，対象が個人あるいは集団によって，また対象者の身体状況や生活環境などの状況に応じた対応が求められる．

　地域住民に対して行う疾病予防や学校における健康増進などのおもに集団に対する場合，病院における疾病の治療などの個人に対する場合では，特性に応じて栄養管理の手順を変えなければならない．栄養管理はすべての人を対象とするが，健康・栄養問題の程度，活用できる人材，予算，設備，材料，方法などを対象者や対象集団によって変えなければならない．

　個人に対する栄養管理の場合，まず主観的栄養アセスメントによる栄養リスクスクリーニングの実施が必要である．栄養リスクスクリーニングの結果，栄養リスク保有者に対して，さらに客観的栄養アセスメントによる基本情報を集めて，栄養改善の対象者を選別する．栄養改善が必要な対象者の栄養管理計画を実施するためには，他領域と連携するために記録をしっかりとり，情報を共有しなければならない．そのために，すべてのステップで記録と報告が必要となり，また実施後だけでなく，進行中でも必要な場合はいつでも栄養管理計画を修正しなければならない．それぞれの過程が

図 1.2 栄養管理プロセス
[日本栄養士会訳, 栄養ケアプロセス用語マニュアル, 第一出版 (2012) より改変]

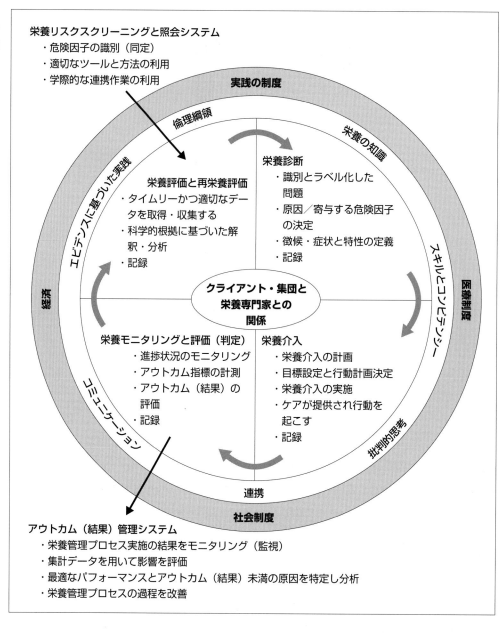

栄養リスクスクリーニングと照会システム
・危険因子の識別（同定）
・適切なツールと方法の利用
・学際的な連携作業の利用

実践の制度

倫理綱領

栄養の知識

エビデンスに基づいた実践

栄養評価と再栄養評価
・タイムリーかつ適切なデータを取得・収集する
・科学的根拠に基づいた解釈・分析
・記録

栄養診断
・識別とラベル化した問題
・原因／寄与する危険因子の決定
・徴候・症状と特性の定義
・記録

スキルとコンピテンシー

医療制度

経済

クライアント・集団と栄養専門家との関係

栄養モニタリングと評価（判定）
・進捗状況のモニタリング
・アウトカム指標の計測
・アウトカム（結果）の評価
・記録

栄養介入
・栄養介入の計画
・目標設定と行動計画決定
・栄養介入の実施
・ケアが提供され行動を起こす
・記録

批判的思考

コミュニケーション

連携

社会制度

アウトカム（結果）管理システム
・栄養管理プロセス実施の結果をモニタリング（監視）
・集計データを用いて影響を評価
・最適なパフォーマンスとアウトカム（結果）未満の原因を特定し分析
・栄養管理プロセスの過程を改善

密接に関連して栄養管理を実施するため図 1.3 に示したような手順が必要となる.

1.3 応用栄養学実習で修得する内容

栄養管理は, PDCA サイクルの手順にしたがって実施される (図 1.3).

栄養管理の手順では, 次の項目について修得する.

①栄養管理の意義およびそのプロセスについて概説できる.

②栄養リスクスクリーニングによって栄養リスクを評価できる.

③栄養評価（主観的栄養アセスメント, 客観的栄養アセスメント）の目的や対象により適切な項目や方法が選択できる.

④静的栄養アセスメント, 動的栄養アセスメントを用いて栄養評価ができる.

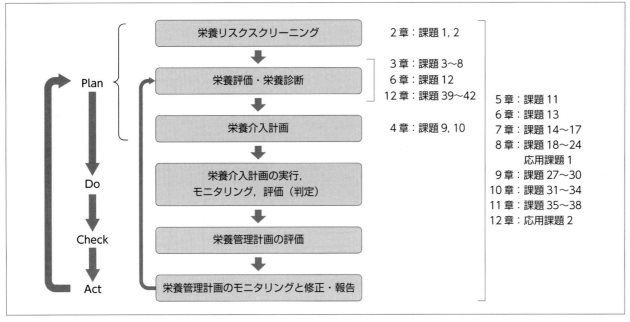

図 1.3　栄養管理の手順と本書の課題

⑤目的や対象に応じた食事調査法が選択・適用できる.

⑥対象者の身体状況や目的に応じて身体計測法が選択・適用できる.

⑦血液および尿中の代表的な生化学成分の種類，基準範囲，判定などを用いて栄養評価ができる.

⑧栄養評価指標に影響をもたらす要因について説明できる.

⑨栄養素等摂取量に影響を及ぼす要因について説明できる.

⑩対象者に関する栄養評価に基づいて，短期，中期，長期の栄養管理目標が設定できる.

⑪栄養管理目標に沿って管理計画を立案するために必要な作業ができる.

⑫栄養管理計画実施後の経過をモニタリングし，その評価に基づき必要な計画の見直し，修正・報告ができる.

1.4 栄養管理プロセスの進め方

栄養管理プロセスの進め方と評価を図 1.4 に示す.

A. SOAP

栄養管理プロセスを進めることで，問題指向型診療録（POMR）の一つである SOAP 様式を完成させることができ，臨床・介護分野で利用する栄養管理計画書や，栄養管理情報提供書の作成につながる.

POMR : problem oriented medical record

SOAP 様式とは，問題志向型システム（POS）の考え方によって得られたデータを内容ごとに分類・整理したうえで，下記のように S，O，A，P の 4 つの項目に分けて考える分析手法でもある.

POS : problem oriented system

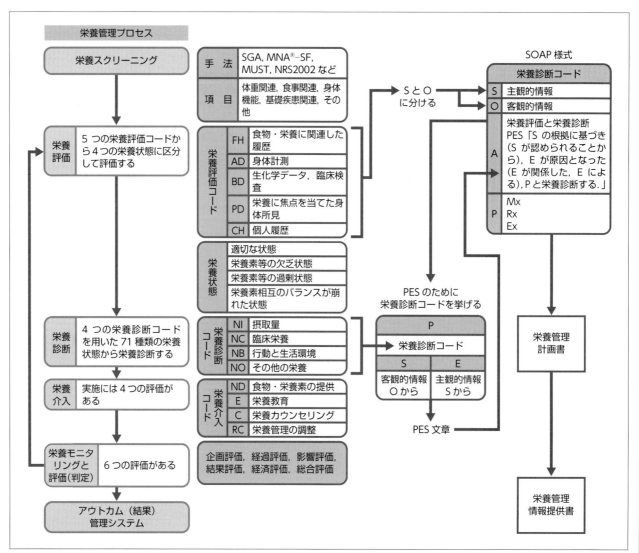

図 1.4　栄養管理プロセスにおける栄養管理の進め方と評価

・S（subjective data）：主観的情報. 対象者の話など

・O（objective data）：客観的情報. 身体所見, 検査結果

・A（assessment）：S と O の情報の評価

・P（plan）：S, O, A をもとにした治療方針

B. PES 報告

SOAP 様式の A の内容は, S と O の情報の評価として PES 報告が記載される. PES 報告とは,

・P（problem）：問題

・E（etiology）：原因

・S（signs/symptoms）：徴候・症状

を,「S の根拠に基づき（S が認められることから）, E が原因となった（E が関係した, E による）, P と栄養診断する.」という形式である.

P には栄養診断コードによる文言, E には SOAP 様式の S 主観的情報, S には

SOAPのO客観的情報がはいる. このPES報告をもとに,栄養介入計画が進められる.

C. 栄養介入計画

　栄養介入計画には,モニタリング計画 (Mx),栄養治療計画 (Rx),栄養教育計画 (Ex) がある.

　Mx は PES 報告の S 徴候・症状 (= SOAP 様式の O 客観的情報) にリンクした内容に, Rx と Ex は PES 報告の E 原因（= SOAP 様式の S 主観的情報）にリンクした内容とする.

2. 栄養リスク スクリーニング

> **ねらい・**対象者の栄養障害の有無を判定する栄養リスクスクリーニングができる

　栄養リスクスクリーニングは，栄養障害の有無を判定する方法である．特別な手技や機器を必要とせず，かつ対象者に非侵襲的な方法で経済的に実施できる特徴がある．

　栄養リスクスクリーニングに用いられるおもなツールには，主観的包括的評価（SGA），簡易栄養状態評価表（MNA®–SF，図2.1 参照），英国静脈経腸栄養学会考案の栄養障害スクリーニングツール（MUST）などがあり，対象者に合わせたツールの選択が重要である．本実習ではSGAを用いた栄養リスクスクリーニング技術を習得し，その意義を理解する．

SGA : subjective global assessment

MNA–SF : Mini Nutritional Assessment-Short Form

MUST : Malnutrition universal screening tool

課題 1 ｜ 栄養リスクスクリーニング項目

　自分自身を対象者とし，SGAによる栄養リスクスクリーニング（**ワークシート1.1**）を用いて次の各項目について評価し，自分自身の栄養リスクを判定する．

a.　体重変化の有無

b.　平常時と比べた食事摂取量や状態の変化

c.　消化管症状や機能不全の有無

d.　皮下脂肪や筋肉の状態，浮腫や褥瘡の有無

e.　栄養リスク判定

【SGAによる評価のポイント】

a. 体重変化の有無

①直近6か月間に体重が変化したか否か，変化率を求める

②体重変化率（%）＝（健常時体重−現体重）／健常時体重×100

③体重変化率：−5%以上／1か月，−7.5%以上／3か月，−10%以上／6か月の減少で栄養状態低下と評価する

④期間にかかわらず，10%以上の体重減少は，栄養状態低下と評価する

⑤体重変化率が不明の場合は，食欲不振や脱水などの有無を考慮し，体重増減を予想する

体重変化	なし・−5%以上／1か月・−7.5%以上／3か月・−10%以上／6か月
過去2週間の体重変化	なし・あり　　変化率：
食物摂取量の変化	なし・あり　　期間：
食べられるもの	固形食・半固形食・完全液体食・水分・絶食・その他
消化管症状（2週間以上持続）	なし・悪心・嘔吐・下痢・食欲不振・その他
身体機能障害	なし・日常生活可能・歩行可能・寝たきり 持続期間：
代謝需要（ストレス）	なし・軽度・中等度・高度　　備考：
身体症状　皮下脂肪減少	なし・軽度・中等度・高度　　備考：
筋肉量減少	なし・軽度・中等度・高度　　備考：
下腿浮腫	なし・軽度・中等度・高度　　備考：
仙骨部浮腫	なし・軽度・中等度・高度　　備考：
腹水	なし・軽度・中等度・高度　　備考：
栄養リスク判定	リスクなし・リスクあり（軽度・中等度・高度）

SGA は特別な器具を用いず，簡単な問診と病歴，身体計測結果から対象者の栄養状態を評価する方法である．社会生活全般における幅広い年代に有用だが，評価にはある程度の訓練が必要である．
[Detsky A. S., *et al.*, *JPEN*, **11**, 9（1987）をもとに作成]

⑥摂食量減に対し，体重変化が認められない場合は，浮腫の有無を考慮する

⑦摂食量の変化がないのに体重変化が著しい場合は，一時的な脱水や糖尿病・がんなどの疾患の有無を考慮する

b. 平常時と比べた食事摂取量や状態の変化

①食事形態を確認する：固形食，かゆや軟食など半固形食，スープやジュースなど液体食，飲水のみ，絶食

②いつもとは違う食事形態を，いつから摂取しているかを確認する

③絶食期間が5日間以上では，栄養不良のリスクが高いと評価し，半固形食や液体食が1週間以上続いた場合も，栄養状態低下の可能性ありと評価する

c. 消化管症状や機能不全の有無

①悪心・嘔吐・下痢・食欲不振の有無を確認し，いずれかが2週間以上続いている場合は，栄養不良の可能性が高いと評価する

②食欲不振が1か月以上続いている場合は，栄養状態の低下が考えられる

③日常生活活動強度（ADL）低下，たとえば食事の自己摂取困難や咀嚼・嚥下困難などによる栄養状態の低下の有無を評価する

ADL : activities of daily living

④代謝需要（ストレス）の有無を評価する

d. 皮下脂肪や筋肉の状態，浮腫や褥瘡の有無

①脂肪や筋肉量の極端な減少，つまり病的骨突出が認められる場合は，栄養不良の可能性が高いと評価する

②下肢・仙骨・腹部に浮腫がある場合は，低アルブミン血症やカシオコア（クワシオルコル）である可能性が高い

③浮腫がある場合は，体重変化や病歴を確認する

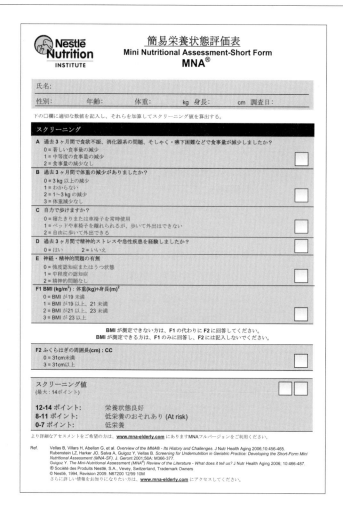

e. 栄養リスク判定

①項目 a から d の主観的な評価項目を総合的に評価する

②栄養リスク判定：リスクなし，リスクあり（軽度，中等度，高度）

　図 2.1 に簡易栄養状態評価法を示す.

課題 2　栄養リスクスクリーニング演習

　2 人 1 組となり，**ワークシート 1.1** を用いて，互いの SGA による栄養リスクスクリーニングを実施する.

①課題 1（自分自身による判定）とパートナーによる判定が同じか否か確認する

②評価が異なる場合はその理由を探り，また実施者は技術的にどこに配慮すべきかについて列挙し発表する

③栄養リスクスクリーニングの，実施者による誤差について考察する

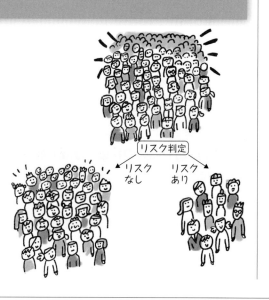

3. 栄養評価・栄養診断

ねらい ・栄養診断にかかわる情報収集に必須な手技を習得する
　　　　・対象者の栄養状態の評価・判定方法を習得する

　栄養リスクスクリーニングは，栄養不良が存在するか否かを判定するが，対象者はどのような栄養状態か，さらに詳細な栄養状態の評価と判定を行うために栄養評価を実施する．これらの評価をもとに，栄養診断を行う．

　栄養状態を評価するにあたっては，まずは対象者の情報を収集したのち，

①食物・栄養に関連した履歴（food/nutrition-related history：**FH**）

②身体計測（anthropometric measurements：**AD**）

③生化学データ・臨床検査データ（biochemical data：**BD**）

④栄養に焦点を当てた身体所見（nutrition-focused physical findings：**PD**）

⑤個人履歴（client history：**CH**）

の項目に分けて整理して分析し，摂取栄養素等の過不足の分析結果とも合わせて，総合的な評価とその原因や要因についてまとめていく．

　本章では，栄養評価の実施にあたり，対象者の情報収集に必要な手技や評価方法を習得し，その特徴と意義を理解する．そして，これらの情報から栄養状態を評価し，そこから導きだされる栄養診断および栄養診断コードの確定，PES 報告の作成，PES 報告とリンクさせた栄養介入計画の作成までの，一連の栄養管理プロセスを実習する．

PES：problem, etiology, signs/symptoms

食物／栄養関連の履歴（FH）：
①食事摂取量の算出

課題 **3**

食事摂取量を推定するための食事調査法として，陰膳法，食事記録法（秤量法，目安法，写真法），24 時間思い出し法，食物摂取頻度調査法（FFQ），食事歴法について調べる．実際に調査を体験し，評価方法を実習する．また，複数の調査方法で得られたデータを整理し比較する．

 課題 3-1　食事摂取量を推定するための食事調査法の比較

①**ワークシート 3.1** にそれぞれの食事調査法の特徴について調べてまとめる

②**ワークシート 3.2** にそれぞれの食事調査方法の特徴について比較してまとめる

③調査日数や対象者数などの条件により，どの食事調査法を選択すればよいかについて考察する

課題 3-2　食事記録法（秤量法）の実施

① 3-3 の実習の前日，自分自身の 1 日の食事内容（朝・昼・夕食の 3 食，間食と夜食，嗜好飲料など口にしたものすべて）を秤量法で**ワークシート 3.3** に記録する

　①-1　食べる前にそれぞれの食品の重量を記録する

　①-2　市販弁当などの場合は，料理ごとにわけ，料理名を確認し，料理に利用されている食材を分解・秤量し，重量を記録する

②栄養計算ソフトを用いてエネルギーおよび栄養素量を算出する

ワークシート 3.1　食事調査法の特徴

食事調査名		調査方法や特徴
陰膳法		
食事記録法	秤量法	
	目安法	
	写真法	
24 時間思い出し法		
食物摂取頻度調査法（FFQ）		
食事歴法		

	いつの食事が対象か（現在／過去）	調査ツール（実際の食事／調査票）	精度（高←→低）	調査実施が食事へ影響するか否か	調査者への負担（大←→小）	調査者の能力による誤差（大←→小）	経費	栄養素量算定の誤差（大←→小）
陰膳法								
食事記録法　秤量法								
食事記録法　目安法								
食事記録法　写真法								
24時間思い出し法								
食物摂取頻度調査法（FFQ）								
食事歴法								

ワークシート 3.3　秤量法による食事記録

秤量法による食事記録

対象者名　＿＿＿＿＿＿＿＿＿＿＿＿

記録日　＿＿年＿＿月＿＿日＿＿＿曜日

	料理名	食品名	重量（g）	備考
朝食				
昼食				
夕食				
間食				
夜食				

① 2 人 1 組となり，パートナーを対象者として，互いの食事内容を 24 時間思い出し法で**ワークシート 3.4** に記録する

①−1　前日 1 日の食事内容（朝・昼・夕食の 3 食，間食と夜食，嗜好飲料など口にしたものすべて）について詳細に聞き取る

①−2　フードモデルや食品写真集なども用いて，摂取した食品の目安量についての聞き取りの精度を上げる

② **ワークシート 3.4** の記録を，国民健康・栄養調査「食品番号表」や「目安量・重量換算表」などを参考に，**ワークシート 3.5** に整理する

③栄養計算ソフトを用いて，エネルギー摂取量および栄養素量を算出する

ワークシート 3.4	食事記録用紙（24 時間思い出し法）

食事記録用紙（24 時間思い出し法）

＿＿＿年＿＿＿月＿＿＿日＿＿＿曜日＿＿＿時＿＿＿分　　　　氏名＿＿＿＿＿＿＿＿＿

【　朝食　　昼食　　夕食　　間食　　夜食　】　　　調査者氏名＿＿＿＿＿＿＿＿＿

	調理加工の種類			調理法の種類
1	手作り		1	焼く
2	外食		2	ゆで，煮る，蒸す
3	総菜		3	生，そのまま
4	加工品		4	その他

料理名	加工	食品名	重量または目安量	調理法	備考 残した分量や食品の説明

食事調査整理用紙（24 時間思い出し法）

＿＿＿年＿＿＿月＿＿＿日　氏名＿＿＿＿＿＿＿＿＿＿＿＿＿＿　調査者＿＿＿＿＿＿＿＿＿＿＿＿＿

料理名	食品名	重量（g）	料理名	食品名	重量（g）	料理名	食品名	重量（g）

課題 3-4　異なる食事調査法で算出されたデータの整理，比較，考察

課題 3-2 と課題 3-3 で算出されたデータを比較し，考察する

【考察のポイント】

①秤量法の実施にあたり，対象者にあらかじめ伝えておくべき注意点は何か

②秤量法を実習し，困難だった点，苦労した点，工夫した点は何か

③24 時間思い出し法の実施にあたり，聞き取り時の注意点は何か

④24 時間思い出し法を実習し，困難だった点，苦労した点，工夫した点は何か

⑤課題 3-2 と課題 3-3（秤量法と 24 時間思い出し法）のデータでの相違点，その理由
　について考察する

食物／栄養関連の履歴（FH）：②エネルギー消費量の推定

　自分自身を対象者として，生活活動記録（Mets または RMR），加速度計法，間接熱量測定法，推定式によって，エネルギー消費量を推定する.

課題 4-1　生活活動記録からの推定：Mets または RMR

Mets : metabolic equiva-
lents

RMR : relative metabolic
rate

　生活活動記録法（タイムスタディ）は，1 日の生活活動の記録をもとに活動内容と時間を整理し，1 日の総エネルギー消費量を推定する方法である. ここでは Mets または RMR による方法を学ぶ.

準備：生活活動調査票，総エネルギー消費量算出表（Mets または RMR），Mets 一覧表
　　　または RMR 一覧表，食事摂取基準，計算機

① 1 日 24 時間（1,440 分）の生活活動内容について，5 分単位に記録する（**ワークシート 4.1**）

②記録をもとに，活動時間の内容別に時間数をまとめ，Mets または RMR を使って総エネルギー消費量を算出する（**ワークシート 4.2** または**ワークシート 4.3**，表 3.1 または表 3.2）

ワークシート 4.1　生活活動調査票

生活活動調査票

氏名：＿＿＿＿＿＿＿＿＿（男・女）　年齢＿＿＿歳　体重＿＿＿kg　調査年月日：＿＿＿＿年＿＿月＿＿日（＿＿曜日）

| 0:00 | 1:00 | 2:00 | 3:00 | 4:00 | 5:00 | 6:00 |

| 6:00 | 7:00 | 8:00 | 9:00 | 10:00 | 11:00 | 12:00 |

| 12:00 | 13:00 | 14:00 | 15:00 | 16:00 | 17:00 | 18:00 |

| 18:00 | 19:00 | 20:00 | 21:00 | 22:00 | 23:00 | 24:00 |

ワークシート 4.2 | 総エネルギー消費量算出表・Mets

身体活動	Mets	時間（分）	Mets ×時間
合計		1,440	

Mets 平均値＝∑（Mets ×時間）÷ 1,440（分）＝＿＿＿＿＿＿

基礎代謝量＝基礎代謝基準値＊×体重
　　　　＝＿＿＿＿＿＿ ×＿＿＿＿＿＿

総エネルギー消費量＝（座位安静時代謝量× Mets 平均値）÷ 0.9
　　　　　　　　　＝（基礎代謝量× 1.1 × Mets 平均値）÷ 0.9
　　　　　　　　　＝＿＿＿＿＿＿＿＿＿＿÷ 0.9

＊基礎代謝基準値は食事摂取基準を参照

ワークシート 4.3 | 総エネルギー消費量算出表・RMR

身体活動	RMR	合計所要時間（時間）	RMR ×時間
睡眠	/		/
睡眠以外の合計			

基礎代謝量＝基礎代謝基準値＊×体重＝＿＿＿＿＿＿

総エネルギー消費量＝（基礎代謝量÷ 24）×（1.2 × R ＋ S）＋（基礎代謝量÷ 24）×∑（RMR ×時間）
　　　　　　　　　＝＿＿＿＿＿
　　・S：睡眠時間，R：24 時間－睡眠時間
　　・安静時代謝量は基礎代謝量の 20%増として算出する

＊基礎代謝基準値は食事摂取基準を参照

表 3.1　Mets 一覧表

	Mets	活動の例
生活活動	1.8	立位（会話，電話，読書），皿洗い
	2.0	ゆっくりした歩行（平地，非常に遅い＝ 53 m/分未満，散歩または家の中），料理や食材の準備（立位，座位），洗濯，子どもを抱えながら立つ，洗車・ワックスがけ
	2.2	子どもと遊ぶ（座位，軽度）
	2.3	ガーデニング（コンテナを使用する），動物の世話，ピアノの演奏
	2.5	植物への水やり，子どもの世話，仕立て作業
	2.8	ゆっくりした歩行（平地，遅い＝ 53 m/分），子ども・動物と遊ぶ（立位，軽度）
	3.0	普通歩行（平地，67 m/分，犬を連れて），電動アシスト付き自転車に乗る，家財道具の片付け，子どもの世話（立位），台所の手伝い，大工仕事，梱包，ギター演奏（立位）
	3.3	カーペット掃き，フロア掃き，掃除機，電気関係の仕事：配線工事，身体の動きを伴うスポーツ観戦
	3.5	歩行（平地，75 〜 85 m/分，ほどほどの速さ，散歩など），楽に自転車に乗る（8.9 km/時），階段を下りる，軽い荷物運び，車の荷物の積み下ろし，荷づくり，モップがけ，床磨き，風呂掃除，庭の草むしり，子どもと遊ぶ（歩く／走る，中強度），車椅子を押す，釣り（全般），スクーター（原付）・オートバイの運転
	4.0	自転車に乗る（≒ 16 km/ 時未満，通勤），階段を上る（ゆっくり），動物と遊ぶ（歩く／走る，中強度），高齢者や障がい者の介護（身支度，風呂，ベッドの乗り降り），屋根の雪下ろし
	4.3	やや速歩（平地，やや速めに＝ 93 m/分），苗木の植栽，農作業（家畜に餌を与える）
	4.5	耕作，家の修繕
	5.0	かなり速歩（平地，速く＝ 107 m/分）），動物と遊ぶ（歩く／走る，活発に）
	5.5	シャベルで土や泥をすくう
	5.8	子どもと遊ぶ（歩く／走る，活発に），家具・家財道具の移動・運搬
	6.0	スコップで雪かきをする
	7.8	農作業（干し草をまとめる，納屋の掃除）
	8.0	運搬（重い荷物）
	8.3	荷物を上の階へ運ぶ
	8.8	階段を上る（速く）
運動	2.3	ストレッチング，全身を使ったテレビゲーム（バランス運動，ヨガ）
	2.5	ヨガ，ビリヤード
	2.8	座って行うラジオ体操
	3.0	ボウリング，バレーボール，社交ダンス（ワルツ，サンバ，タンゴ），ピラティス，太極拳
	3.5	自転車エルゴメーター（30 〜 50 ワット），自体重を使った軽い筋力トレーニング（軽・中等度），体操（家で，軽・中等度），ゴルフ（手引きカートを使って），カヌー
	3.8	全身を使ったテレビゲーム（スポーツ・ダンス）
	4.0	卓球，パワーヨガ，ラジオ体操第 1
	4.3	やや速歩（平地，やや速めに＝ 93 m/分），ゴルフ（クラブを担いで運ぶ）
	4.5	テニス（ダブルス）*，水中歩行（中等度），ラジオ体操第 2
	4.8	水泳（ゆっくりとした背泳）
	5.0	かなり速歩（平地，速く＝ 107 m/分），野球，ソフトボール，サーフィン，バレエ（モダン，ジャズ）
	5.3	水泳（ゆっくりとした平泳ぎ），スキー，アクアビクス
	5.5	バドミントン
	6.0	ゆっくりとしたジョギング，ウェイトトレーニング（高強度，パワーリフティング，ボディビル），バスケットボール，水泳（のんびり泳ぐ）
	6.5	山を登る（0 〜 4.1 kg の荷物を持って）
	6.8	自転車エルゴメーター（90 〜 100 ワット）
	7.0	ジョギング，サッカー，スキー，スケート，ハンドボール*
	7.3	エアロビクス，テニス（シングルス）*，山を登る（約 4.5 〜 9.0 kg の荷物を持って）
	8.0	サイクリング（約 20 km/時）
	8.3	ランニング（134 m/分），水泳（クロール，ふつうの速さ，46 m/分未満），ラグビー*
	9.0	ランニング（139 m/分）
	9.8	ランニング（161 m/分）
	10.0	水泳（クロール，速い，69 m/分）
	10.3	武道・武術（柔道，柔術，空手，キックボクシング，テコンドー）
	11.0	ランニング（188 m/分），自転車エルゴメーター（161 〜 200 ワット）

＊試合の場合
［健康づくりのための身体活動基準 2013］

表 3.2　いろいろな動作，運動の RMR
[第五次改訂日本人の栄養所要量, p.62−63, 厚生省(1994)]

日常生活活動強度	RMR	運動活動強度	RMR
談話（座位）	0.2	ボーリング	2.5
食事	0.4	自転車	2.6
身の回り（身支度・洗面・便所）	0.5	キャッチボール	3.0
入浴	2.3	ラジオ・テレビ体操	3.5
自動車の運転	0.5	エアロビクス	4.0
パソコン	0.6	テニス	6.0
読む，書く，見る	0.2	バレーボール	6.0
乗り物（電車，バス）（立位）	1.0	バドミントン	6.0
ゆっくりとした歩行（散歩，買い物）	1.5	ジョギング（120 m/分）	6.0
普通歩行（買い物など）	2.1	サッカー	7.0
いそぎ足	3.5	ラグビー	7.0
洗濯（洗濯機）	1.2	縄跳び	8.0
洗濯（手洗い）	2.2	ランニング（200 m/分）	12.0
洗濯干し，取りこみ	2.2	水泳（練習）	8〜25
アイロンかけ	1.5	水泳（クロール）	20.0
炊事（準備，片付け）	1.6	水泳（平泳ぎ）	10.0
掃除（掃除機）	1.7	筋トレ	9.6
掃除（雑巾がけ）	2.2	ゴルフ	3.0
階段昇降	4.6	滑降スキー	6.0
育児	1.6	クロスカントリースキー	9.0

課題 4−2　加速度計法を用いた推定

　加速度計法は，歩数あるいは加速度の大きさがエネルギー消費量と正の相関があることを利用したエネルギー消費量の推定法である．加速度計は軽量であり，被験者の負担が少ないのが特徴である．歩数計の一部および活動量計には 1 次元と 3 次元の加速度計がある．活動量を相対的に評価するのに有効な手段である（図 3.1，図 3.2）．

準備：加速度計

①加速度計を腰部（手首，足首）に装着する

② 1 日以上装着し，日常生活を送る

③加速度計から歩数および活動量のデータを抽出し，エネルギー消費量を図から解析する

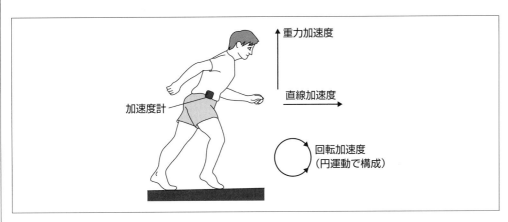

図 3.1　体動の特徴
[石見百江，栄養生理学・生化学実験（加藤秀夫ほか編），p.138，講談社（2012）]

図 3.2　加速度計から得られたデータ例
[石見百江，栄養生理学・生化学実験（加藤秀夫ほか編），p.139，講談社（2012）]

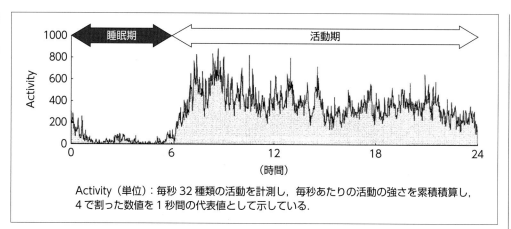

Activity（単位）：毎秒 32 種類の活動を計測し，毎秒あたりの活動の強さを累積積算し，4 で割った数値を 1 秒間の代表値として示している.

 課題 4-3　間接熱量測定法を用いた推定

　エネルギー代謝を測定することで，エネルギー消費量を推定することができる. 消費量を測定するには，直接法と間接法がある. ここでは間接法の開放式測定法を用いる.

a.　直接法

　単位時間内に熱として放散されるエネルギー量を，水などに吸着させて温度変化を熱量として測定する（p.24，図 3.3 参照）.

b.　間接法

　バルブを持つ呼気採集用マスクを介して外気（空気）を吸い，呼気を採取し，呼気量および呼気ガスの組成を分析することで酸素消費量を求め，エネルギー消費量を推定する.

準備：呼気採集用マスク，呼気ガス分析器，心拍計，ストップウォッチ

　　　測定方法は課題 39 を参照のこと.

課題 4-4　推定式からの算出

　課題 4-1 ～課題 4-3 の方法による総エネルギー消費量の推定が難しい場合には，推定式によって基礎代謝量と現状を反映させて算出したエネルギー必要量を，総エネルギー消費量とみなして評価に利用する. 簡便式では基礎代謝量を必要としない.

準備：計算機，食事摂取基準

①**ワークシート 4.4** に示す 4 つの推定式の特徴をまとめ，エネルギー必要量を算出する

【考察のポイント】

1）各方法で推定された総エネルギー消費量のデータを整理し，比較する

2）各方法で推定された値から総エネルギー消費量を決定する

3）エネルギー出納と体重増減について考察する

4）エネルギー出納と身体活動の増減について考察する

5）基礎代謝や安静時代謝に影響する因子について考察する

①食事摂取基準に用いられる方法
特徴：

推定項目	上段推定式／下段代入式	算出値（単位）
基礎代謝量（kcal/日）	基礎代謝基準値[*1]（kcal/kg 体重／日）×標準体重（kg）	
推定エネルギー必要量（kcal/日）	基礎代謝量（kcal/日）×身体活動レベル[*2]	

②国立健康・栄養研究所の式より求める方法
特徴：

推定項目	推定式	算出値（単位）
基礎代謝量（kcal/日）	$\{0.1238+[0.0481\times$体重（kg）$]+[0.0234\times$身長（cm）$]-[0.0138\times$年齢$]-$性別係数$\}$ $\times1000\div4.186$ 　　性別係数：男性 0.5473・女性 1.0946	
推定エネルギー必要量（kcal/日）	基礎代謝量（kcal/日）×身体活動レベル[*2]	

③ハリス–ベネディクト（Harris–Benedict）の式より求める方法
特徴：

推定項目	推定式	算出値（単位）
基礎代謝量（kcal/日）	男性：$66.47+13.75\times$体重（kg）$+5.0\times$身長（cm）$-6.76\times$年齢 女性：$665.1+9.56\times$体重（kg）$+1.85\times$身長（cm）$-4.68\times$年齢	
エネルギー必要量（kcal/日）	基礎代謝量（kcal/日）×活動係数[*3]×ストレス係数[*4]	

④エネルギー必要量を求める簡便式より求める方法
特徴：

推定項目	推定式	算出値（単位）
エネルギー必要量（kcal/日）	標準体重（kg）×身体活動量（kcal/kg 標準体重） 　身体活動量（kcal/kg 標準体重）： 　25〜30　軽労作（おもにデスクワークである場合） 　30〜35　普通の労作（立ち仕事が多い職業） 　35〜　　重い労作（力仕事の多い職業）	

*1，*2 は表 3.3 参照
*3，*4 は表 3.4 参照

表 3.3　年齢階級別基礎代謝基準値と身体活動レベル
［日本人の食事摂取基準(2020年版)］

		基礎代謝基準値 (kcal/kg 体重/日)		身体活動レベル		
		男性	女性	レベルⅠ (低い)	レベルⅡ (ふつう)	レベルⅢ (高い)
年齢(歳)	1～2	61.0	59.7	—	1.35	—
	3～5	54.8	52.2	—	1.45	—
	6～7	44.3	41.9	1.35	1.55	1.75
	8～9	40.8	38.3	1.40	1.60	1.80
	10～11	37.4	34.8	1.45	1.65	1.85
	12～14	31.0	29.6	1.50	1.70	1.90
	15～17	27.0	25.3	1.55	1.75	1.95
	18～29	23.7	22.1	1.50	1.75	2.00
	30～49	22.5	21.9	1.50	1.75	2.00
	50～64	21.8	20.7	1.50	1.75	2.00
	65～74	21.6	20.7	1.45	1.70	1.95
	75以上	21.5	20.7	1.40	1.65	—

表 3.4　活動係数およびストレス係数
＊身体活動レベルの係数を参考にするとよい
［静脈経腸栄養ハンドブック（日本静脈経腸栄養学会編），p.151，南江堂（2011）］

活動係数		ストレス係数			
寝たきり（意識低下状態）	1.0	飢餓状態	0.6～0.9	多発外傷	1.4
寝たきり（覚醒状態）	1.1	術後（合併症なし）	1.0	腹膜炎・敗血症	1.2～1.4
ベッド上安静	1.2	小手術	1.2	重症感染症	1.5～1.6
ベッド外活動	1.3～1.4	中等度手術	1.2～1.4	熱傷	1.2～2.0
一般職業従事者	1.5～2.0*	大手術	1.3～1.5	60%熱傷	2.0
		長管骨骨折	1.1～1.3	発熱（1℃ごと）	＋0.1

直接熱量測定法 (direct calorimetry)

　ヒトの体内で消費されたエネルギーは安静状態ではすべて熱となって体外へ放散されるので，熱量を直接測定できる．アトウォーター–ローザ–ベネディクト型直接熱量計（図 3.3）は，測定室内の被験者が放射する熱を，室内を循環させている水の温度から測定する．また，室内で発生した水蒸気量から呼気などの水蒸気の気化熱を測定する．

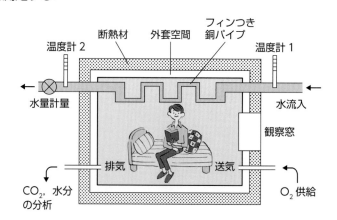

図 3.3　アトウォーター–ローザ–ベネディクト型の直接熱量計
［紫藤治，標準生理学第 6 版（小澤瀞司ほか編），p.827，医学書院（2005）改変］

二重標識水 (doubly labeled water：DLW) 法

　水の構成成分である水素や酸素は ^1H や ^{16}O が大部分を占めるが，微量ではあるが ^2H や ^{17}O または ^{18}O も含まれている．これらの安定同位体のうち，^2H と ^{18}O が通常より多く含まれる水を被験者に摂取させると，身体活動量が多い場合は酸素を多く使うために身体の水分中の ^{18}O 濃度希釈が速いという原理を利用し，身体活動量を評価することができる．

高精度体組成分析装置

　体脂肪率測定のうち，最も原理的で精密な手法として水中体重秤量法があげられる．水槽の中に置かれた体重計で頭まで沈んだ時の水中体重を測定することで，身体密度を求めて体脂肪率を算出する．ただし，この方法は大規模な設備設定や息を吐ききって水槽に沈むために健康リスクが懸念されることから，多くの対象者への頻繁な測定には不向きである．このような背景から，非侵襲で簡便な身体組成評価方法として生体電気インピーダンス (bioelectrical impedance analysis：BIA) 法や二重エネルギーX線吸収測定 (dual energy X-ray absorptiometry：DXA) 法が知られており，これらの手法を用いた分析装置が各種開発されている．
BIA法：生体組織の電気抵抗値を計測することで体組成を推定する方法である．操作は簡便で非侵襲であり，短時間で結果が得られるほか，可搬性や経済性に優れており，一般家庭用の体脂肪計としても応用され幅広く利用されている．一方で体内水分量や分布状態の影響を強く受けることから，浮腫や脱水など体水分分布の偏りや日内変動によって誤差が大きいために評価が難しくなる面がある．
DXA法：エネルギーの異なる2種類のX線透過率の違いから，骨塩量や骨密度，身体組成（体脂肪量，除脂肪量や筋肉量）とその分布を測定する方法であり，水中体重秤量法と相関が高い．被曝量はごくわずかであり，非侵襲である．また，体内の水分分布の影響を受けにくいため，特に生活習慣病患者やアスリートなどの体組成管理に有用と期待される．一方で高コストであり，測定者は専門技術を要し，施行可能な施設が限られる面がある．

　身長，体重，周囲長（上腕，下腿，腹囲），皮下脂肪厚，上腕筋囲，上腕筋面積，体脂肪率，握力を計測する.

①3名で1班を作る

②1人の被計測者に対して2人の計測者がそれぞれ身体計測を実施して，**ワークシート5.1**（身体計測1）に記録し，データを整理する

| ワークシート5.1 | 身体計測1　各実測値の記録 |

被計測者＿＿＿＿＿＿＿＿＿＿＿＿＿＿＿＿＿　　　　　　　　＿＿＿年＿＿＿月＿＿＿日

計測者＿＿＿＿＿＿＿＿＿＿＿

身長

（cm）	立位	仰臥位	膝高長	アームスパン	5点測定法
1回目					
2回目					
平均					

周囲長，皮下脂肪厚，上腕筋囲，上腕筋面積のデータ整理

	上腕周囲長 AC（cm）	下腿周囲長 CC（cm）	上腕三頭筋 皮下脂肪厚 TSF（mm）	肩甲骨下部 皮下脂肪厚 SSF（mm）	上腕筋囲 AMC（cm）	上腕筋面積 AMA（cm^2）	腹囲（cm）
1回目							
2回目							
平均							

体重

	体重実測値
1回目	
2回目	
平均	

体脂肪率

上腕型計	下腿型計	推定値	体組成計

握力

	右	左
1回目		
2回目		
平均		

◤ 課題5-1　身長

　身長は，立位身長実測，仰臥位身長測定，膝高長測定，アームスパン測定，5点測定法により計測する.

a. 立位身長実測

準備：身長計

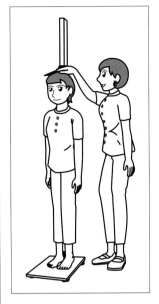

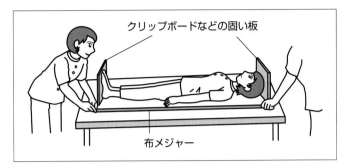

図 3.4　立位身長計測のイメージ

図 3.5　仰臥位身長計測のイメージ

クリップボードなどの固い板

布メジャー

①被計測者の着衣は軽装とし，帽子，靴および靴下を脱ぐ

②被計測者は，身長計に乗り，脚をそろえてまっすぐに立つ（図 3.4）

③被計測者は，肩をリラックスさせて顎を軽く引き，前方を見る

④計測者は，ヘッドボードを被計測者の頭頂まで下ろし，0.1 cm の近似値まで読み取って記録する

⑤いったんヘッドボードをはずし，測定を繰り返す

⑥誤差 1 cm 以内の測定値 2 回分を記録し，平均を算出する

b．仰臥位身長測定

準備：背が沈まない堅さで表面が平らな寝台，2 m 布メジャー，表面が硬い平板（クリップボードなど）2 枚，計測者は 2 名が望ましい

①計測者は，平板を持ち，被計測者の頭側と足側で準備する（図 3.5）

②被計測者は，寝台に仰向けになり，枕をはずして脚を揃えて身体をまっすぐにし，足首を直角に曲げる

③計測者は，頭頂と足裏に平板をあてて寝台に対して垂直にする

④頭頂と足裏の 2 点間の距離をメジャーで測定し（メジャーと寝台の長辺が平行であることを必ず確認すること），0.1 cm の近似値まで読み取り記録する

⑤メジャーを計測地点よりいったんはずし，測定を繰り返す

⑥誤差 1 cm 以内の測定値 2 回分を記録し，平均を算出する

c．膝高長測定

準備：膝高計測器，大型三角定規 2 つ，計測者は 2 名が望ましい

①被計測者は，仰臥位で利き脚ではない脚の膝と足首を直角に曲げ，計測者が三角定規をあてて 90° であるか確認する（図 3.6）

②計測者は，膝高計測器のロックをはずして移動ブレードをあげ，被計測者の踵の下に固定ブレードを差し込む

③計測器のシャフトが脛骨と平行で，かつ，外くるぶし上を通ることを確認する

④移動ブレードを大腿前部膝蓋骨上の皮膚に密着させロックし，目盛りを読み取り記録する

⑤移動ブレードをいったんはずし，測定を繰り返す

⑥誤差 0.5 cm 未満の測定値 2 回分を記録し，平均を算出する

　　身長推定式　　男性（cm）＝ 64.19 －（0.04 ×年齢）＋（2.02 ×膝高（cm））

　　　　　　　　　女性（cm）＝ 84.88 －（0.24 ×年齢）＋（1.83 ×膝高（cm））

d. アームスパン（指極）測定

準備：2 m 布メジャー，計測者は 2 名が望ましい

①被計測者は，両腕を横に伸ばして肩の高さまであげ，掌を前に広げる（図 3.7）

②計測者は，被計測者の左右手指先にそれぞれ立ち，被計測者の腕に反りがないか確認したあと，両中指先間の距離をメジャーで測定する

③いったんメジャーをはずし，測定を繰り返す

④誤差 1 cm 以内の測定値 2 回分を記録し，平均を算出する

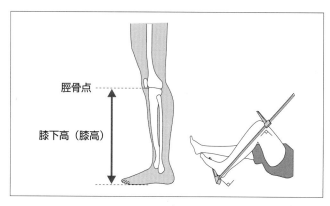

図 3.6　膝高長測定

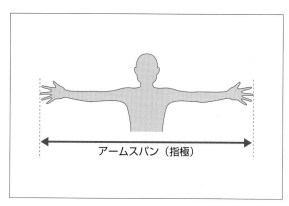

図 3.7　アームスパン測定

e. 5 点測定法

準備：寝台，2 m 布メジャー

①被計測者は，寝台に肘と膝を曲げた状態（の人を想定するため）で，横向けになる

②計測者はメジャーを用いて次の 5 点の距離を測定する（図 3.8）

　（各部位ごとにまっすぐメジャーを身体に沿わせること）

　②-1　頭の頂点から首の付け根

　②-2　肩から腸骨

　②-3　腸骨から大転子

　②-4　大転子から膝中央

　②-5　膝からかかと（足首は直角に曲げる）

③ 2 回測定を繰り返して記録し，1 ～ 5 を合計し，2 回の平均を算出する

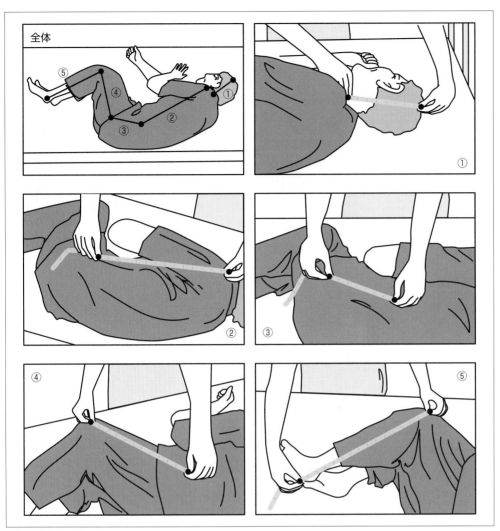

図3.8　5点測定法での身長計測

 課題5-2　上腕・下腿周囲長，皮下脂肪厚，上腕筋囲，上腕筋面積

a. 上腕・下腿周囲長

準備：身体周囲長計測専用メジャー（または布メジャー），水性ペン，大型三角定規，
　　　寝台

①上腕周囲長（AC）測定：利き腕ではない上腕の肩甲骨肩峰突起Ⓐから尺骨の肘頭突
　起Ⓑの中間点に印をつけメジャーで測定する（図3.9①②）　　　　　　　　　AC：arm circumference

②下腿周囲長（CC）測定：ベッドに横になった被測定者の膝が垂直になるよう膝を立　　CC：calf circumference
　て（大型三角定規をあてて確認してもよい），足首を直角に曲げ，ふくらはぎの最大値を
　測定する（図3.9③）

③誤差0.1cm以内の測定値2回分を記録し，平均を算出する

b. 皮下脂肪厚

準備：簡易型皮下脂肪計（アディポメーター，図3.10②），皮下脂肪計（栄研式，図3.10①），
寝台

①上腕三頭筋皮下脂肪厚（TSF）の計測：ACを測定した位置を確認し，測定器を持っ　　TSF：triceps skin fold
　　　　　　　　　　　　　　　　　　　　　　　　　　　　　　　　　　　　thickness

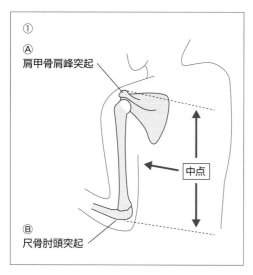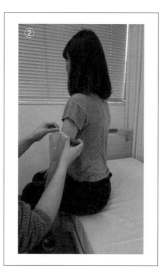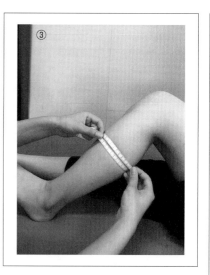

図 3.9 上腕周囲長（AC）と下腿周囲長（CC）の測定
［①大荷満生，静脈経腸栄養，**22**（4），439-445（2007）改変，②塚原丘美，臨床栄養学実習第 2 版（塚原丘美編），p.11，講談社（2017）］

図 3.10 上腕三頭筋皮下脂肪厚（TSF）と肩甲骨下部皮下脂肪厚（SSF）測定
［③塚原丘美，臨床栄養学実習第 2 版（塚原丘美編），p.12，講談社（2017）］

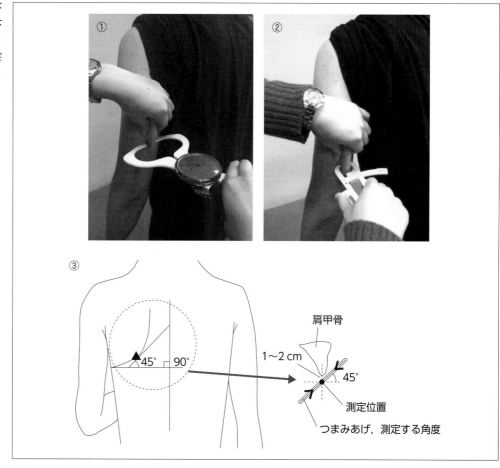

ていない手の指全体で筋肉と皮下脂肪がしっかり分離するようにつまみ上げ，その厚さを脂肪計で測る（図 3.10 ①②）

SSF：subs capular skin fold

②肩甲骨下部皮下脂肪厚（SSF）の計測：図 3.10 ③に示す位置を TSF と同様の方法で計測する

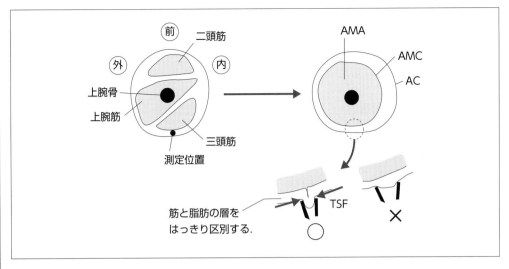

図 3.11　上腕筋囲（AMC）と上腕筋面積（AMA）
［塚原丘美，臨床栄養学実習第 2 版（塚原丘美編），p.11，講談社（2010）］

③計測値の差が 4 mm 以内になるまで測定を繰り返す

④誤差 4 mm 以内の測定値 2 回分を記録し，平均を算出する

⑤簡易型および栄研式皮下脂肪計双方で計測し，その測定値の比較と誤差が生じた場合はその理由について考察する

c. 上腕筋囲と上腕筋面積の推定

AC と TSF を用いて上腕筋囲（AMC）と上腕筋面積（AMA）を以下の推定式で算出する（図 3.12）.

AMC : arm muscle circumference

AMA : arm muscle area

上腕筋囲（AMC : cm）= AC（cm）− π × TSF（mm）÷ 10

上腕筋面積（AMA : cm²）= AMC（cm）× AMC（cm）÷ 4π　（π = 3.14）

課題 5-3　腹囲周囲長（立位臍高部）

準備：布メジャー，衣類を留めるクリップ（洗濯ばさみなど）

①被計測者は，腹部に掛かる衣類を，クリップなどを使って固定する（図 3.12）

②計測者は，被計測者の正面に立ち，メジャーを腹部（臍高部）に直接あてる

③メジャーが水平面できちんと巻かれているかを確認し，普通の呼吸での呼気の終わりに 0.5 cm までの単位で目盛りを読み取る

④測定値 2 回分を記録し，平均を算出する

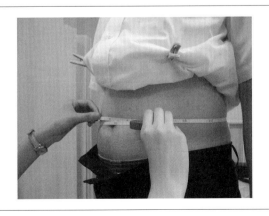

図 3.12　腹囲計測位置と計測イメージ
［塚原丘美，臨床栄養学実習第 2 版（塚原丘美編），p.9，講談社（2017）］

a. 体重実測

準備：体重計

①被計測者の着衣は軽装とし，靴と靴下を脱いで体重計に乗る（図 3.13）

②体重計の針が静止したら，目盛りを 0.1 kg の近似値まで読み記録する

③被計測者の服装が，薄手の衣類では 0.5 kg，厚手の衣類では 1 kg を計測値から除する（除した数値もあわせて記録すること）

④被計測者はいったん体重計を降り，再度計測する

⑤誤差 0.1 kg 以内の測定値 2 回分を記録し，平均を算出する

　立位体重計による計測が困難である場合の体重計として，バリアフリースケールやストレッチャースケールなどもある（図 3.14）

b. 体重推定

　被計測者に四肢の切断などがある場合は，図 3.15 を参考に体重を補正する．また被計測者が体重計に乗ることが困難である場合は，下記の推定式などを用いて推定値

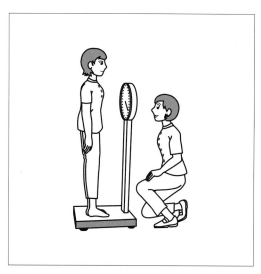

図 3.13　体重計測のイメージ

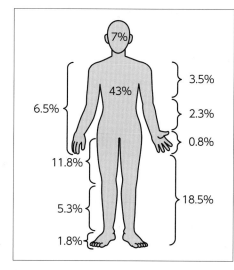

図 3.15　身体の重量割合

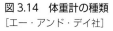

図 3.14　体重計の種類
[エー・アンド・デイ社]

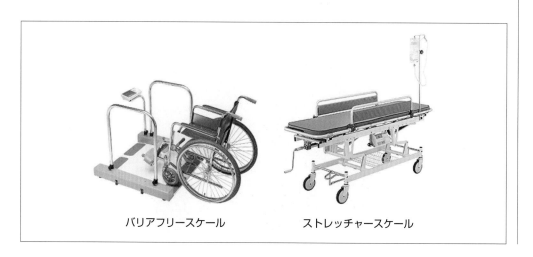

バリアフリースケール　　　　ストレッチャースケール

を算出する.

体重推定式

膝高長を用いた式

男性 (kg) = 1.01 × 膝高 (cm) + 2.03 × AC (cm) + 0.46 × TSF (mm) + 0.01
　　　　×年齢－ 49.37

女性 (kg) = 1.24 × 膝高 (cm) + 1.21 × AC (cm) + 0.33 × TSF (mm) + 0.07
　　　　×年齢－ 44.43

Grant の式

男性 (kg) = 0.98 × AC (cm) + 1.27 × CC (cm) + 0.40 × SSF (mm) + 0.87
　　　　×膝高 (cm)－ 62.35

女性 (kg) = 1.73 × AC (cm) + 0.98 × CC (cm) + 0.37 × SSF (mm) + 1.16
　　　　×膝高 (cm)－ 81.69

課題 5-5　体脂肪率

準備：簡易デジタル式体脂肪計（上腕型・下腿型）もしくは体重体組成計（図 3.16），計算機

　体脂肪計の説明書に従い体脂肪率（インピーダンス法）を測定し記録する．できれば上腕型と下腿型（もしくは体重体組成計）の双方で測定する．また，測定した皮下脂肪厚からの推定式を用いて体脂肪率を算出する．

体脂肪率推定式

体脂肪率（%）：(4.57 ÷体密度－ 4.142)× 100

体密度（成人男性）= 1.0913 － 0.00116 ×(TSF(mm)＋ SSF(mm))

体密度（成人女性）= 1.0897 － 0.00133 ×(TSF(mm)＋ SSF(mm))

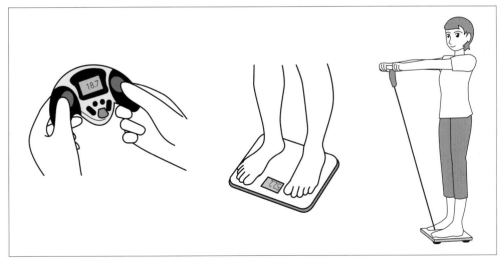

図 3.16　簡易デジタル式上腕型・下腿型脂肪計および体重体組成計の例

課題 5–6　握力

準備：握力測定器（図 3.17），計算機
　　左右交互にそれぞれ 2 回ずつ測定して最大値を採用する.
①握力計の指針が外側になるように持ち握る
②人差し指の第 2 関節がほぼ直角になるよう握り幅を調節する
③直立の姿勢で両足を左右に自然に開き腕を自然に下げ，握力計を身体や衣服に触れ
　ないようにして力いっぱい握りしめる．この際，握力計を振り回さないようにする

図 3.17　握力測定機器の一例と測定の様子
［青井　渉］

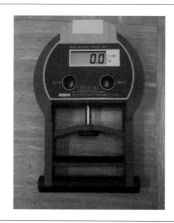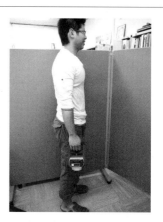

課題 5–7　身体計測データの整理と考察

①グループ全員のデータ一覧を作成するために，必要事項を**ワークシート 5.2** に記入
　する
②**ワークシート 5.1** および**ワークシート 5.2** を用いて，以下のポイントについて考
　察する
【考察のポイント】
1）各測定項目において生じる計測者の手技による違い，その理由や対処方法につい
　て班でまとめる
2）各測定項目において生じる測定方法や使用器具による違い，その理由や対処方法
　について班でまとめる
3）各測定方法・使用器具はどのような時に適応かについてまとめる

身長

被計測者 _____

計測者	立位	仰臥位	膝高長からの推定値	アームスパン	5点測定法

考察：身長計測

1）について

2）について

3）について

体重

被計測者 _____

計測者	実測値	膝高長からの推定値	Grant の式からの推定値

考察：体重計測

1）について

2）について

3）について

周囲長，皮下脂肪厚，上腕筋囲，上腕筋面積

被計測者 _____

計測者	AC	CC	TSF	SSF	AMC	AMA	腹囲

考察：周囲長，皮下脂肪厚，上腕筋囲，上腕筋面積計測

1）について

2）について

3）について

課題
6 生化学データ・臨床検査データ（BD）

　自分自身の血液生化学検査値および尿検査値を知り，各検査項目の測定意義と評価方法を理解する．ここでは一般的な定期健診で測定される項目についてまとめる．

 課題6-1　血液生化学検査

　検査項目の把握と，自分自身の検査データを把握する．
①血液生化学検査による各項目について，**ワークシート6.1**を使ってまとめ，検査項目の意義を把握する
②血液生化学検査で自分自身のデータを知り，基準範囲と比較する

課題6-2　尿検査

　検査項目と自分自身の検査データを把握する．
①尿検査による各項目について，**ワークシート6.2**を使ってまとめ，検査項目の意義を把握する
②尿検査で自分自身のデータを知り，基準値と比較する

ワークシート6.1　血液生化学検査

項目		基準範囲（単位）	測定値	検査する意義
RBC	赤血球数			
Hb	ヘモグロビン濃度			
Ht	ヘマトクリット値			
MCV	平均赤血球容積			
WBC	白血球数			
PLT	血小板			
AST（GOT）	アスパラギン酸アミノトランスフェラーゼ			
ALT（GPT）	アラニンアミノトランスフェラーゼ			
γGT（γ-GTP）	γ-グルタミルトランスフェラーゼ			
ALP	アルカリホスファターゼ			
LD	乳酸脱水素酵素			

（つづく）

T-BiL	総ビリルビン			
TG	中性脂肪			
HDL-C	HDL コレステロール			
LDL-C	LDL コレステロール			
TP	総タンパク質			
ALB	アルブミン			
BS（PG）	血糖			
HbA1c	ヘモグロビン A1c（NGSP）			
UA	尿酸			

＊ NGSP：National Glycohemoglobin Standardization Program. 国際標準化に伴い，2012 年 4 月より使用開始

ワークシート6.2　尿検査

項目	基準範囲（単位）	測定値	検査する意義
タンパク質			
ブドウ糖			
潜血			
ウロビリノーゲン			
ビリルビン			
ケトン体			
pH			
亜硝酸塩			
比重			
アスコルビン酸			

7 栄養に焦点を当てた身体所見（PD）：臨床診査

　臨床診査は，対象者に直接問診，触診および視診によって栄養状態把握に必要な基礎情報を得ることである．ここでは，自分自身を対象者として問診すべき内容について**ワークシート7.1**を使い情報を整理する．また，栄養障害により出現する身体状況の変化についてまとめ，対象者の何を観察すべきかを学ぶ．

課題7−1　基本情報の整理

　自分自身を対象者とし，生活習慣などの基本情報を**ワークシート7.1**にまとめる．

①情報を箇条書きですべてあげ，似た情報は統合する．

②情報を整理し，記述する（誰が見ても理解できるようにまとめる）

③栄養評価を実施するためには，対象者のどのような基本情報を得るべきかを考察する

④【発展】基本情報を収集するための具体的な質問事項を考え，問診票を作成する

ワークシート7.1　臨床診査1　基本情報の整理
主訴，体調など
体重歴
現病歴
既往歴
家族歴
食習慣
喫煙・飲酒
身体活動と運動，平均睡眠時間
備考

課題 7-2　栄養障害時の身体徴候

①栄養障害（欠乏や過剰）や，それに伴う代表的疾患について，図 3.18 による事例や
　資料を参考に，身体徴候を**ワークシート 7.2** にまとめ，グループごとに発表する

ワークシート 7.2 　臨床診査 2　栄養障害時の身体徴候

【栄養素欠乏症】
タンパク質，エネルギー
必須脂肪酸
ビタミン
ミネラル
食物繊維
【栄養素過剰症】
エネルギー，脂質
ビタミン，ミネラル

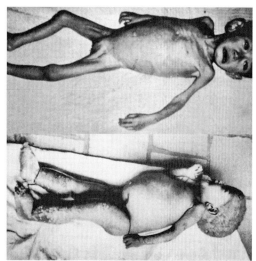

①タンパク質・エネルギー栄養失調
上：マラスムス，下：クワシオルコル
［島薗順雄・八杉悦子補訂，標準栄養学総論．p.90，医歯薬出版（2002）］

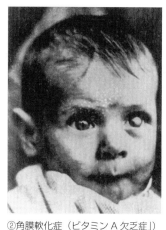

②角膜軟化症（ビタミンA欠乏症」）
左目は失明，右目は肝油，バター投与により失明を免れた．
［島薗順雄・八杉悦子補訂，標準栄養学総論．p.99，医歯薬出版（2002）］

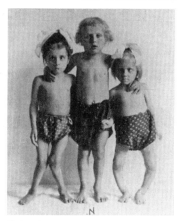

③くる病
6歳の子ども．中央は健康な子ども（対照）．
［島薗順雄・八杉悦子補訂，標準栄養学総論．p.99，医歯薬出版（2002）］

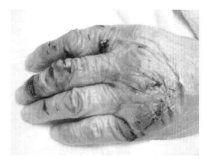

④胃切除後に生じた非アルコール性ペラグラ
［永石彰子ほか，臨床神経学，**48**，202（2008）］

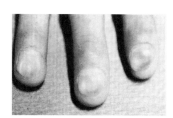

⑤鉄欠乏性貧血によるスプーン爪
［内田立身，鉄欠乏症貧血，p.100，新興医学出版社（1996）］

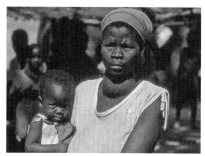

⑥ヨウ素欠乏による甲状腺腫
［木戸康博］

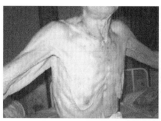

⑦タンパク質・エネルギー欠乏症（PEM）
［清水瑠美子，栄養管理のための人間栄養学．p.155，日本医療企画（2005）］

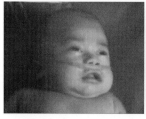

⑧乳児脚気
左は脚気発症により全身がむくみ呼吸困難を起こしているが，ビタミンB₁投与1〜2時間後，右のように回復した．
［写真提供：日本ユニセフ協会，小児脚気①（Before）／小児脚気②（After）］

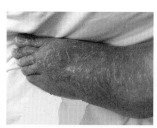

⑨鱗屑状皮膚炎
［鶴巻温泉病院，http://www.sankikai.or.jp/tsurumaki/medical/000281.html］

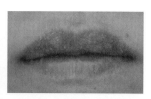

⑩ビタミンB₂欠乏症口唇炎
［青山皮フ科クリニック院長亀山孝一郎，http://blogs.mensclub.jp/kameyamakoichiro/2012/05/］

図 3.18　栄養障害の代表的な疾患の例

自分自身を対象者とし，課題3〜課題7までの結果を用いて必要なデータを整理し，栄養診断を実施する．**ワークシート8.1**，**ワークシート8.2** を使ってまとめ，栄養状態の把握と栄養診断のプロセスを演習し，個人を対象とした栄養評価技術を習得する．

課題8-1　栄養評価に必要なデータの整理

a. 栄養評価項目の抽出
FH，AD，BD，PD，CH に分けて抽出する

FH：食物・栄養関連の履歴
①推定栄養素等摂取量の算出：課題7より算出した推定栄養素等摂取量を記入する

②食習慣について：偏食・嗜好・酒・喫煙の有無や程度についてまとめる．また，特記すべき食習慣（たとえば「ベジタリアン」など）があれば記入し，なければ「特になし」とする．

③身体活動について：対象者の日常生活活動（ADL）を含む生活活動や運動など身体活動状況についてまとめ，評価する

> ADL : activities of daily living

AD：身体計測
課題5で得られたデータから以下の指標を算出し，判定基準にそって評価する．また，算出する過程も記入する．その他，特記すべきことがあれば記入する．

①体重の評価

目標とするBMIの範囲を表3.5に示す．

【体格指数（BMI）】

推定式：体重（kg）÷身長（m）÷身長（m）

> BMI : body mass index

判定基準：	18.5 未満	低体重
	18.5 以上 25.0 未満	普通体重
	25.0 以上 30.0 未満	肥満（1度）
	30.0 以上 35.0 未満	肥満（2度）
	35.0 以上 40.0 未満	肥満（3度）
	40.0 以上	肥満（4度）

日本肥満学会による判定基準

表3.5　目標とするBMIの範囲（18歳以上）

年齢（歳）	目標とするBMI（kg/m²）
18〜49	18.5〜24.9
50〜64	20.0〜24.9
65〜74	21.5〜24.9
75以上	21.5〜24.9

［日本人の食事摂取基準 2020］

【標準体重比率（% IBW）】

推定式：現体重（kg）÷標準体重（kg）×100

標準体重（kg）＝身長（m）×身長（m）×22

> % IBW : % ideal body weight

判断基準：	110%以上	肥満
	90%以上 110%未満	普通
	80%以上 90%未満	軽度栄養不良
	70%以上 80%未満	中等度栄養不良
	70%未満	高度栄養不良

【体重減少率（% LBW）】

平常時の体重（日常生活での1か月以上の安定した体重）と現在の体重を比較した体

> % LBW : % loss of body weight

	TSF（mm）		SSF（mm）		AMC（cm）		AMA（cm²）		CC（cm）	
	男性	女性	男性	女性	男性	女性	男性	女性	男性	女性
計	10.00	15.00	15.00	16.00	23.73	20.18	44.83	32.40	35.00	32.80
18 ～ 24 歳	10.00	14.00	10.00	12.75	23.23	19.90	42.97	31.54	35.85	34.50
25 ～ 29 歳	11.00	14.00	12.50	12.00	23.69	19.47	44.70	30.18	36.45	33.90
30 ～ 34 歳	13.00	14.00	15.00	13.50	24.41	19.90	47.45	31.53	38.00	33.80
35 ～ 39 歳	12.00	15.00	15.50	14.00	24.10	20.23	45.77	32.57	37.45	34.60
40 ～ 44 歳	11.00	15.50	16.00	14.50	24.36	21.09	47.25	35.42	37.67	34.95
45 ～ 49 歳	10.17	16.00	14.00	16.00	24.00	20.60	45.88	33.80	36.90	34.30
50 ～ 54 歳	10.00	14.50	16.00	13.00	23.82	20.78	45.19	34.38	36.92	33.60
55 ～ 59 歳	9.00	16.00	13.00	16.50	23.68	20.52	44.65	33.52	35.60	33.10
60 ～ 64 歳	9.00	15.10	12.50	13.75	23.35	20.56	43.39	33.64	34.80	32.50
65 ～ 69 歳	10.00	20.00	18.00	22.00	24.04	20.08	45.99	32.10	34.00	32.20
70 ～ 74 歳	10.00	16.00	16.00	18.00	23.57	20.28	44.25	32.73	33.40	31.60
75 ～ 79 歳	9.25	14.00	15.00	16.00	22.86	20.16	41.61	32.36	32.80	30.60
80 ～ 84 歳	10.00	12.50	14.00	13.25	21.80	19.96	37.85	31.72	31.90	29.60
85 歳～	8.00	10.00	10.00	10.00	21.43	19.25	36.57	28.81	30.00	28.30

重減少率（%）

体重減少率（%）＝［現体重（kg）－平常時体重（kg）］÷平常時体重（kg）× 100

判定基準：

	有意な体重減少	重度な体重減少
1 週間	1 ～ 2%	2% 以上
1 か月	5%	5% 以上
3 か月	7.5%	7.5% 以上
6 か月	10%	10% 以上

②体脂肪量の評価

JARD 2001：Japanese anthropometric reference data 2001

評価に用いる値として，JARD 2001（日本人の新身体計測基準値）を表 3.6 に示す．中央値を 100% として換算し，評価に用いる．

【%上腕三頭筋皮下脂肪厚（% TSF）】

上腕三頭筋皮下脂肪厚 TSF（mm）÷上腕三頭筋皮下脂肪厚 TSF JARD 2001 中央値（mm）× 100

【%肩甲骨下部皮下脂肪厚（% SSF）】

肩甲骨下部皮下脂肪厚 SSF（mm）÷肩甲骨下部皮下脂肪厚 SSF JARD 2001 中央値（mm）× 100

【腹囲】

判定基準：男性 85 cm 以上・女性 90 cm 以上

過栄養による健康リスクが増大する腹腔内脂肪面積 100 cm² 以上である可能性が高い

③骨格筋量の評価

体脂肪量の評価と同じく，JARD 2001 の中央値を 100% として換算し，評価に用いる．

【％上腕筋囲（％AMC）】

　　上腕筋囲 AMC（cm）÷上腕筋囲 AMC JARD 2001 中央値（cm）× 100

【％上腕筋面積（％AMA）】

　　上腕面積 AMA（cm²）÷上腕筋面積 AMA JARD 2001 中央値（cm²）× 100

下腿周囲長（CC）は下腿筋量の指標として用いられる．また，CC は BMI との相関が認められている．

【％下腿周囲長（％CC）】

下腿周囲長 CC（cm）÷下腿周囲長 CC JARD2001 中央値（cm）× 100

②③ともに，ひとつの目安として，90％以上が正常，80 〜 90％が軽度栄養障害，60 〜 80％が中等度栄養障害，60％以下が高度栄養障害と考える．

④握力の評価

　筋組織を質的に評価する方法として用いられる．アジアサルコペニアワーキンググループの診断基準（p.57）を用いて評価する．カットオフ値未満の場合は QOL 低下のリスクが考えられるほど筋力が低下している可能性が高い．

　判定基準：男性 26 kg 未満，女性 18 kg 未満

BD：生化学データ，臨床検査データ

　血液検査値，尿検査値，その他において，おもな検査項目と検査値を書き出し，異常値があれば印をつける．他の測定項目，たとえば血圧などで異常値がある場合は，その他に記入する．

PD：栄養に焦点を当てた身体所見

　身体器官，筋肉や皮下脂肪の消耗，口腔衛生，嚥下・呼吸能力，食欲や感情など栄養評価に関連する身体所見について記入する．栄養障害にかかわる身体徴候については特に注意し観察する．

CH：個人履歴

　個人の履歴や既往歴，つまり過去から現在までの情報を整理して記入する．過去の治療歴や栄養状態の変遷，食事に関する個人的履歴や家族の栄養・食事に関連する疾患，食事療法の既往，社会的履歴などがあれば記入する．

b. 主観的情報と客観的情報に分ける

　ワークシート 8.1 の a の情報を，主観的情報（subjective data：S）と客観的情報（objective data：O）に分け，**ワークシート 8.2** の b に記入する．

c. 栄養評価と栄養診断

　次の 4 つの手順を行うことで，栄養介入によって課題解決や改善を図ることができる栄養問題を明確にする．

栄養診断の手順
　①行動変容ステージの評価
　　対象者の行動変容ステージを考察する
　②エネルギー摂取量過不足の評価
　　BMI や体重変化を基にエネルギー摂取量を考察する
　③栄養素摂取量過不足の評価
　　栄養素摂取量と推奨量，目安量，耐容上限量，目標量を基に考察する

エネルギー摂取量過不足の評価

　エネルギー摂取量の過不足を評価するために，BMI，体重変化やエネルギー摂取量と消費量の比較といった情報を整理する．

①エネルギーの摂取量と消費量のバランス（エネルギー収支バランス）を示す指標として成人ではBMIを用いる（図3.19）．食事摂取基準では，健康の保持・増進，生活習慣病の予防，加齢によるフレイル回避の要因として目標とするBMIの範囲が提示されているのでこれを目安にする．乳児および小児のエネルギー摂取量の過不足の評価には成長曲線（身体発育曲線）を用いる．成長曲線のカーブに沿っているか，カーブから大きく外れるような体重減少や体重増加がないか評価する．

図3.19　BMIによるエネルギー摂取量と消費量のバランスの考え方

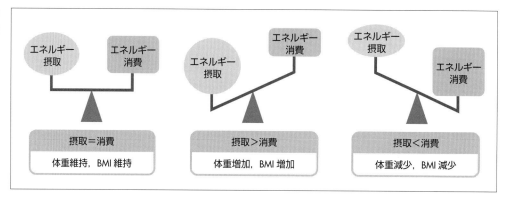

②BMIによってエネルギー摂取と消費の関係を把握できるが，それがどの程度なのかを把握するために，具体的な摂取量と消費量を算出し比較する．**ワークシート8.1**の「推定エネルギー摂取量」の項目には食事調査や問診により得られた情報（たとえば飲酒習慣など）をもとに，推定されるエネルギー摂取量についてまとめる．「推定エネルギー消費量」の項目には，課題4での各種推定方法により得られた情報をもとに推定されるエネルギー消費量についてまとめる．

③現段階の栄養摂取・身体状況が継続することによる今後のエネルギー出納について予想されることをまとめる．

栄養素摂取量過不足の評価

　栄養素摂取の過不足を評価するために，栄養素摂取量と食事摂取基準を比較する（例を表3.7に示す）．

①食事調査等から算出した摂取量またはエネルギー比率の情報をまとめる．

②対象者の年齢・性別に対応した食事摂取基準の評価項目と基準値を記載する．

③食事摂取基準に対する摂取量の評価（たとえば推奨量を下回る場合は何％程度か，適正範囲内，目標量の上方への逸脱など集約した評価）を記載する（表3.8参照）．

④現段階の栄養摂取・身体状況が継続することによる今後の栄養素摂取の出納について予想されることをまとめる．

表 3.7　栄養素摂取量の評価例

	食事調査等から算出した栄養素摂取量またはエネルギー比率	食事摂取基準に対する評価	食事摂取基準 10 ～ 11 歳，女性	
			評価項目	基準
タンパク質	63.4 g/14%エネルギー	適正	RDA/DG	50 g/13 ～ 20%エネルギー
脂質	32%エネルギー	上方逸脱	DG	20 ～ 30%エネルギー
炭水化物	54%エネルギー	適正	DG	50 ～ 65%エネルギー
ビタミン A	508 μgRAE	85%	RDA/UL	600 ～ 1900
ビタミン B_1	0.83 mg	75%	RDA	1.1 mg 以上
ビタミン B_2	1.21 mg	93%	RDA	1.3 mg 以上
ビタミン C	59 mg	69%	RDA	85 mg 以上
カルシウム	749 mg	100%	RDA	750 mg 以上
鉄	5.4 mg	64%	RDA（月経なし）/UL	8.5 ～ 35 mg
食物繊維	9.6 g	下方逸脱	DG	13 g 以上
食塩	5.1 g	適正	DG	6.5 g 未満

栄養素出納の評価
複数のビタミン類と鉄の摂取量が食事摂取基準に達していない．

今後の予測

表 3.8　個人の食事改善を目的として食事摂取基準を活用する場合の基本的事項 ［日本人の食事摂取基準（2020 年版）］

目的	用いられる指標	栄養評価
エネルギー摂取の過不足の評価	体重変化量・BMI	体重変化量の測定 BMI が目標とする範囲を下回っていれば「不足」，上回っていれば「過剰」のおそれがないか，他の要因も含め総合的に判断
栄養素の摂取不足の評価	推定平均必要量・推奨量・目安量	測定された摂取量と推定平均必要量および推奨量から不足の可能性とその確率を推定 目安量を用いる場合は，測定された摂取量と目安量を比較し，不足していないことを確認
栄養素の過剰摂取の評価	耐容上限量	測定された摂取量と耐容上限量から過剰摂取の可能性の有無を推定
生活習慣病の発症予防を目的とした評価	目標量	推定された摂取量と目標量を比較．ただし，発症予防を目的としている生活習慣病が関連する他の栄養関連因子および非栄養性の関連因子の存在とその程度も測定し，これらを総合的に考慮したうえで評価

客観的情報からの課題抽出

　ワークシート 8.2 でまとめた客観的情報（objective data：O）から問題点を抽出する．例えば，各種検査データ値が基準から外れている項目があれば抽出していき，そこから考えられる身体の症状などについてまとめる．（BS と HbA1c が高値…高血糖状態の可能性など）

行動変容ステージの評価

　ワークシートの質問票にチェックをいれて行動変容ステージを確認する．対象者が現時点で食生活についてどのようにとらえているのかを把握することは非常に重要であり，その状況を視覚化したものが行動変容ステージであるといえる．行動変容ステージモデルについて図 3.20 に示す．詳細については「栄養教育論」を参照にされたい．

> 対象者への行動変容ステージに対する質問項目・例

「現在，食生活について何か改善したいと考えておられますか？」

無関心期：今はまったく考えていない

関心期：考えているが，今はまだ何もしていない

準備期：そろそろ何か始めようとしている

実行期：何らかの食事療法を続けている（6か月未満）

維持期：何らかの食事療法を長く続けている（6か月以上）

図 3.20　行動変容段階モデル
行動変容は一直線ではなく，行ったり，戻ったりする．
[會退友美，栄養教育論第 4 版（笠原賀子ほか編），p.71，講談社（2018）]

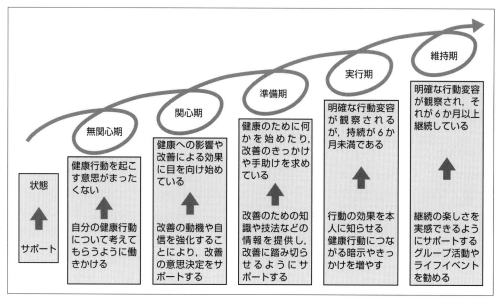

> **ワークシート 8.1**　栄養評価演習：個人対象

a. 栄養評価項目の抽出

FH，AD，BD，PD，CH に分けて抽出する

FH：食物・栄養に関連した履歴

食事調査等から算出した栄養素等摂取量	エネルギー： タンパク質： 脂質： 食塩： その他：
食習慣について	偏食・嗜好・飲酒・喫煙に関して： 特記すべき事項：
身体活動について	日中の身体活動レベル： 休日の過ごし方や睡眠時間： 身体活動の評価：

その他	

AD：身体計測

	評価項目	推定値の算出（算出過程も記入する）
体重の評価	BMI	
	％IBW	
	％LBW	
体脂肪量の評価	％TSF	
	％SSF	
	腹囲	
	その他	
骨格筋量の評価	％AMC	
	％AMA	
	％CC	
	その他	
握力の評価	握力	
	その他	
その他の評価		

BD：生化学データ，臨床検査データ

血液検査値：
尿検査値：
その他：

PD：栄養に焦点を当てた身体所見

CH：個人履歴

c．栄養評価と栄養診断

行動変容ステージの評価

該当箇所にチェックを入れる

質問：現在，食生活について何か改善したいと考えておられますか？
今は全く考えていない
考えているが，今はまだ何もしていない
そろそろ何か始めようとしている
何らかの食事療法を続けている（6か月未満）
何らかの食事療法を長く続けている（6か月以上）

あてはまるステージを○で囲む

　　　　無関心期　　・　　関心期　　・　　準備期　　・　　実行期　　・　　維持期

理由・評価

エネルギー摂取量過不足の評価

BMIでの評価			
体重変化の評価			
推定エネルギー摂取量			
エネルギー推定法	生活活動記録法（Mets）より		推定エネルギー消費量
	加速度計法より		
	間接熱量測定法より		
	食事摂取基準より		
	国立健康・栄養研究所の式より		
	ハリス–ベネディクトの式より		
	簡便式より		
	その他（　　　　　　　　）		
エネルギー摂取量過不足の評価			
今後の予測			

栄養素摂取量過不足の評価

	食事調査等から算出した摂取量またはエネルギー比率	食事摂取基準に対する評価	食事摂取基準（　）歳・男性／女性	
			評価項目*	基準値
タンパク質				
脂質				
炭水化物				
ビタミン A				
ビタミン B$_1$				
ビタミン B$_2$				
ビタミン C				
カルシウム				
鉄				
食物繊維				
食塩				
栄養素摂取過不足の評価				
今後の予測・その他留意点				

*評価項目：EAR：estimated average requirement，推定平均必要量．RDA：recommended dietary allowance，推奨量．AI：adequate intake，目安量．DG：tentative dietary goal for preventing life-style related diseases，目標量．UL：tolerable upper intake level，耐容上限量

客観的情報からの課題抽出

その他留意事項
上記だけで評価しきれないことなどがあれば，まとめて記載する．

栄養診断と栄養診断報告（PES）文の作成

（1）栄養診断コードのリストアップと絞り込み

　該当すると考えられる栄養診断コード（problem or nutrition diagnosis label：P）（表3.9）を**ワークシート 8.2** の c にすべて列記する．そのうち栄養問題の一番の根源となっている栄養診断は何かを考察する．

（2）「栄養診断の根拠」と「原因や要因」をまとめる

　絞り込んだ栄養診断コードの根拠となる情報を，**ワークシート 8.2** の b の客観的情報（objective data：O）から抽出し，**ワークシート 8.2** の c の栄養診断の根拠（signs/symptoms：S）の項へ栄養診断コードと対応させてまとめる．次に，その原因や要因

表 3.9 栄養診断の用語

NI（摂取量）			
「経口摂取や栄養補給法を通して摂取する，エネルギー・栄養素・液体・生物活性物質に関わることがら」と定義される			

NI-1	エネルギー出納	「実測または推定エネルギー出納の変動」と定義される	
		NI-1.1	エネルギー消費量の亢進
		NI-1.2	エネルギー摂取量不足
		NI-1.3	エネルギー摂取量過剰
		NI-1.4	エネルギー摂取量不足の予測
		NI-1.5	エネルギー摂取量過剰の予測
NI-2	経口・経腸・静脈栄養補給	「患者・クライエントの摂取目標量と比較した実測または推定経口・非経口栄養素補給量」と定義される	
		NI-2.1	経口摂取量不足
		NI-2.2	経口摂取量過剰
		NI-2.3	経腸栄養量不足
		NI-2.4	経腸栄養量過剰
		NI-2.5	最適でない経腸栄養法
		NI-2.6	静脈栄養量不足
		NI-2.7	静脈栄養量過剰
		NI-2.8	最適でない静脈栄養法
		NI-2.9	限られた食物摂取
NI-3	水分摂取	「患者・クライエントの摂取目標量と比較した，実測または推定水分摂取量」と定義される	
		NI-3.1	水分摂取量不足
		NI-3.2	水分摂取量過剰
NI-4	生物活性物質	「単一または複数の機能的食成分，含有物，栄養補助食品，アルコールを含む生物活性物質の実測または推定摂取量」と定義される	
		NI-4.1	生物活性物質摂取量不足
		NI-4.2	生物活性物質摂取量過剰
		NI-4.3	アルコール摂取量過剰
NI-5	栄養素	「適切量と比較した，ある栄養素群または単一栄養素の実測あるいは推定摂取量」と定義される	
		NI-5.1	栄養素必要量の増大
		NI-5.2	栄養失調
		NI-5.3	タンパク質・エネルギー摂取量不足
		NI-5.4	栄養素必要量の減少
		NI-5.5	栄養素摂取のインバランス

NI-5.6	脂質とコレステロール	NI-5.6.1	脂質摂取量不足
		NI-5.6.2	脂質摂取量過剰
		NI-5.6.3	脂質の不適切な摂取
NI-5.7	タンパク質	NI-5.7.1	タンパク質摂取量不足
		NI-5.7.2	タンパク質摂取量過剰
		NI-5.7.3	タンパク質やアミノ酸の不適切な摂取
NI-5.8	炭水化物と食物繊維	NI-5.8.1	炭水化物摂取量不足
		NI-5.8.2	炭水化物摂取量過剰
		NI-5.8.3	炭水化物の不適切な摂取
		NI-5.8.4	不規則な炭水化物摂取
		NI-5.8.5	食物繊維摂取量不足
		NI-5.8.6	食物繊維摂取量過剰

NI-5.9 ビタミン

ビタミン摂取量不足

NI-5.9.1.1 ビタミンA摂取量不足	NI-5.9.1.5 ビタミンK摂取量不足	NI-5.9.1.9 葉酸摂取量不足	NI-5.9.1.13 ビオチン摂取量不足
NI-5.9.1.2 ビタミンC摂取量不足	NI-5.9.1.6 チアミン（ビタミンB_1）摂取量不足	NI-5.9.1.10 ビタミンB_6摂取量不足	NI-5.9.1.14 その他のビタミン摂取量不足
NI-5.9.1.3 ビタミンD摂取量不足	NI-5.9.1.7 リボフラビン（ビタミンB_2）摂取量不足	NI-5.9.1.11 ビタミンB_{12}摂取量不足	
NI-5.9.1.4 ビタミンE摂取量不足	NI-5.9.1.8 ナイアシン摂取量不足	NI-5.9.1.12 パントテン酸摂取量不足	

ビタミン摂取量過剰

NI-5.9.2.1 ビタミンA摂取量過剰	NI-5.9.2.5 ビタミンK摂取量過剰	NI-5.9.2.9 葉酸摂取量過剰	NI-5.9.2.13 ビオチン摂取量過剰
NI-5.9.2.2 ビタミンC摂取量過剰	NI-5.9.2.6 チアミン（ビタミンB_1）摂取量過剰	NI-5.9.2.10 ビタミンB_6摂取量過剰	NI-5.9.2.14 その他のビタミン摂取量過剰
NI-5.9.2.3 ビタミンD摂取量過剰	NI-5.9.2.7 リボフラビン（ビタミンB_2）摂取量過剰	NI-5.9.2.11 ビタミンB_{12}摂取量過剰	
NI-5.9.2.4 ビタミンE摂取量過剰	NI-5.9.2.8 ナイアシン摂取量過剰	NI-5.9.2.12 パントテン酸摂取量過剰	

NI-5.10 ミネラル

ミネラル摂取量不足

NI-5.10.1.1 カルシウム摂取量不足	NI-5.10.1.5 カリウム摂取量不足	NI-5.10.1.9 硫酸塩摂取量不足	NI-5.10.1.13 セレン摂取量不足	NI-5.10.1.17 ホウ素摂取量不足
NI-5.10.1.2 クロール摂取量不足	NI-5.10.1.6 リン摂取量不足	NI-5.10.1.10 フッ化物摂取量不足	NI-5.10.1.14 マンガン摂取量不足	NI-5.10.1.18 コバルト摂取量不足
NI-5.10.1.3 鉄摂取量不足	NI-5.10.1.7 ナトリウム（食塩）摂取量不足	NI-5.10.1.11 銅摂取量不足	NI-5.10.1.15 クロム摂取量不足	NI-5.10.1.19 その他のミネラル摂取量不足
NI-5.10.1.4 マグネシウム摂取量不足	NI-5.10.1.8 亜鉛摂取量不足	NI-5.10.1.12 ヨウ素摂取量不足	NI-5.10.1.16 モリブデン摂取量不足	

ミネラル摂取量過剰

NI-5.10.2.1 カルシウム摂取量過剰	NI-5.10.2.5 カリウム摂取量過剰	NI-5.10.2.9 硫酸塩摂取量過剰	NI-5.10.2.13 セレン摂取量過剰	NI-5.10.2.17 ホウ素摂取量過剰
NI-5.10.2.2 クロール摂取量過剰	NI-5.10.2.6 リン摂取量過剰	NI-5.10.2.10 フッ化物摂取量過剰	NI-5.10.2.14 マンガン摂取量過剰	NI-5.10.2.18 コバルト摂取量過剰
NI-5.10.2.3 鉄摂取量過剰	NI-5.10.2.7 ナトリウム（食塩）摂取量過剰	NI-5.10.2.11 銅摂取量過剰	NI-5.10.2.15 クロム摂取量過剰	NI-5.10.2.19 その他のミネラル摂取量過剰
NI-5.10.2.4 マグネシウム摂取量過剰	NI-5.10.2.8 亜鉛摂取量過剰	NI-5.10.2.12 ヨウ素摂取量過剰	NI-5.10.2.16 モリブデン摂取量過剰	

NI-5.11	すべての栄養素	NI-5.11.1	最適量に満たない栄養素摂取量の予測
		NI-5.11.2	栄養素摂取量過剰の予測

（つづく）

NC（臨床栄養）			
「医学的または身体的状況に関連する栄養問題」と定義される			
NC-1	機能的項目	「必要栄養素の摂取を阻害・妨害する身体的または機械的機能の変化」と定義される	
		NC-1.1	嚥下障害
		NC-1.2	噛み砕き・咀嚼障害
		NC-1.3	授乳困難
		NC-1.4	消化機能異常
NC-2	生化学的項目	「治療薬や外科療法あるいは検査値の変化で示される代謝できる栄養素の変化」と定義される	
		NC-2.1	栄養素代謝異常
		NC-2.2	栄養関連の検査値異常
		NC-2.3	食物・薬剤の相互作用
		NC-2.4	食物・薬剤の相互作用の予測
NC-3	体重	「通常体重または理想体重と比較した，継続した体重あるいは体重変化」と定義される	
		NC-3.1	低体重
		NC-3.2	意図しない体重減少
		NC-3.3	過体重・肥満
		NC-3.4	意図しない体重増加
NB（行動と生活環境）			
「知識，態度，信念（主義），物理的環境，食物の入手や食の安全に関連して認識される栄養所見・問題」と定義される			
NB-1	知識と信念	「関連して観察・記録された実際の知識と信念」と定義される	
		NB-1.1	食物・栄養関連の知識不足
		NB-1.2	食物・栄養関連の話題に対する誤った信念（主義）や態度（使用上の注意）
		NB-1.3	食事・ライフスタイル改善への心理的準備不足
		NB-1.4	セルフモニタリングの欠如
		NB-1.5	不規則な食事パターン（摂取障害：過食・拒食）
		NB-1.6	栄養関連の提言に対する遵守の限界
		NB-1.7	不適切な食物選択
NB-2	身体の活動と機能	「報告・観察・記録された身体活動・セルフケア・食生活の質などの実際の問題点」と定義される	
		NB-2.1	身体活動不足
		NB-2.2	身体活動過多
		NB-2.3	セルフケアの管理能力や熱意の不足
		NB-2.4	食物や食事を準備する能力の障害
		NB-2.5	栄養不良における生活の質（QOL）
		NB-2.6	自発的摂食困難
NB-3	食の安全と入手	「食の安全や食物・水と栄養関連用品入手の現実問題」と定義される	
		NB-3.1	安全でない食物の摂取
		NB-3.2	食物や水の供給の制約
		NB-3.3	栄養関連用品の入手困難
NO（その他の栄養）			
「摂取量，臨床または行動と生活環境の問題として分類されない栄養学的所見」と定義される			
NO-1	その他の栄養	「摂取量，臨床または行動と生活環境の問題として分類されない栄養学的所見」と定義される	
		NO-1.1	現時点では栄養問題なし

[栄養管理プロセス研究会監修，改訂新版栄養管理プロセス，p.62-64，第一出版（2022）]

について，**ワークシート 8.2** の b の主観的情報（subjective data：S）から抽出し，栄養診断の根拠に対応させる形で**ワークシート 8.2** の c の原因や要因（etiology：E）の項にまとめる．

(3) 栄養診断報告（PES 報告）を作成する

優先順位 1 位の栄養診断コードについて，PES 報告の形式で簡潔な一文にまとめ，ワークシートに記述する．PES 報告は栄養診断コードごとに作成する必要がある．もし優先する栄養診断コードが 2 つある場合は，それぞれの PES 報告を作成する必要がある．

P：problem or nutrition diagnosis label（問題や栄養診断の表示）
E：etiology（原因や要因）
S：sign/symptoms（徴候や症状）

PES 報告では「S の根拠に基づき（S が認められることから等），E が原因となった（E が関係した，E による等），P と栄養診断する.」と記載する.

d. 栄養介入計画の作成

PES 報告とリンクさせ介入計画を作成する．モニタリング計画（Mx），栄養治療計画（Rx），栄養教育計画（Ex）の 3 つの計画について，**ワークシート 8.1** の d を使って作成する．Mx は PES の S の内容とリンクし，Rx と Ex は PES の E の内容とリンクさせる.

ワークシート 8.2

b. 主観的情報と客観的情報に分ける

主観的情報（subjective data：S）

客観的情報（objective data：O）

c. 栄養評価と栄養診断
栄養診断と栄養診断報告（PES）文の作成
（1）栄養診断コードのリストアップ，栄養診断の根拠と原因や要因の整理
① 該当する栄養診断コードを全て書き出す
② 栄養診断の根拠となる情報を**ワークシート 8.2 の b** の「客観的情報（objective data：O)」や**ワークシート 8.1 の c** での栄養評価から抽出して「栄養診断の根拠（signs/symptoms：S)」に書き出す
③ 書き出した栄養診断コードと対応する「栄養診断の根拠」を線で結ぶ
④ 「栄養診断の根拠」の原因や要因についての情報を**ワークシート 8.2 の b** の「主観的情報（subjective data：S)」から抽出して「原因や要因（etiology：E)」に書き出す

栄養診断コード (problem or nutrition diagnosis label：P)	栄養診断の根拠 (signs/symptoms：S)	原因や要因 (etiology：E)
例： 炭水化物摂取量過剰 ———→	客観的情報（objective data：O） から抽出 → 随時血糖高値 ———→	主観的情報（subjective data：S） から抽出 → 外食が多く主食量が多い食習慣

(2) 栄養診断報告（PES 報告）の作成

PES 報告として「S の根拠に基づき（S が認められることから等），E が原因となった（E が関係した，E による　等），P と栄養診断する．」の文言を完成させる．

S：栄養診断の根拠	であることから，
E：原因や要因	を要因とする，
P：栄養診断コード	と栄養診断する．

栄養診断コード 1 つにつき PES 報告を 1 文とすること．2 つ以上の栄養診断コードをまとめて 1 文の PES 報告を作成しない．

d. 栄養介入計画

PES 報告とリンクさせた「ひとこと計画」を作成する．PES 報告が複数ある場合は，PES 報告ごとに介入計画を作成する．

Mx）モニタリング計画	S の内容とリンク
Rx）栄養治療計画	E の内容とリンク
Ex）栄養教育計画	E の内容とリンク

課題 8-2　栄養評価を SOAP 様式にまとめる

　ワークシート 8.1，ワークシート 8.2 をもとに叙述式記録 SOAP 様式で記録する．他職種と情報共有のために SOAP 様式での記録作成は重要である．

a. 主観的情報と客観的情報を記述する

　ワークシート 8.2 の b の主観的情報（subjective data：S）と客観的情報（objective data：O）を**ワークシート 8.3** に転記する．

b. 栄養評価と PES 報告を記述する

　ワークシート 8.1 の c の情報を**ワークシート 8.3** の栄養評価（assessment：A）欄に，**ワークシート 8.2** の c の情報を**ワークシート 8.3** の PES 報告欄に転記する．

c. 栄養介入計画を記述する

　ワークシート 8.2 の d の情報を**ワークシート 8.3** の栄養介入計画（plan：P）欄に記述する．

| ワークシート 8.3 | 栄養管理計画書（SOAP 様式） |

栄養診断コード：
主観的情報（subjective data：S）
客観的情報（objective data：O）
栄養評価（assessment：A）
【PES 報告】
栄養介入計画（plan：P）
Mx)
Rx)
Ex)

①課題 8-1，課題 8-2 の情報をもとに，実際に現場で用いられている様式例（ワークシート 8.4）を使って栄養管理計画書を作成する．

②課題 8-1，課題 8-2 の情報をもとに，実際に現場で用いられている様式例（ワークシート 8.5）を使って栄養管理情報提供書を作成する．

| ワークシート 8.4 | 栄養管理計画書 |

[平成 30 年診療報酬改定関連様式別紙 23]

栄養管理計画書

計画作成日　　　．　　　．

フリガナ

氏　名　　　　　　　　　　殿　（男・女）　　　　病　棟

明・大・昭・平　年　月　日生（　歳）　　　　担 当 医 師 名

入院日；　　　　　　　　　　　　　　　　　担当管理栄養士名

入院時栄養状態に関するリスク

栄養状態の評価と課題

栄養管理計画

目標

栄養補給に関する事項

栄養補給量
・エネルギー　　　　kcal　・たんぱく質　　　　g
・水分　　　　　　　　　・　　　　　　　

栄養補給方法　□経口　　□経腸栄養　　□静脈栄養

嚥下調整食の必要性
　□なし　□あり（学会分類コード：　　　　　　　）

食事内容

留意事項

栄養食事相談に関する事項

入院時栄養食事指導の必要性　□なし□あり（内容　　　　　　実施予定日：　　月　　　日

栄養食事相談の必要性　　　　□なし□あり（内容　　　　　　実施予定日：　　月　　　日

退院時の指導の必要性　　　　□なし□あり（内容　　　　　　実施予定日：　　月　　　日

備考

その他栄養管理上解決すべき課題に関する事項

栄養状態の再評価の時期　　実施予定日：　　　　月　　　日

退院時及び終了時の総合的評価

看護及び栄養管理等に関する情報(2)

患　者　氏　名	
入　退　院　日	入院日：　年　月　日　　　　　　退院(予定)日：　年　月　日

(太枠:必須記入)

栄養管理に関する情報	栄養評価	栄養管理・栄養指導等の経過		

栄養管理・栄養指導等の経過

栄養管理上の注意点と課題

評価日	年　月　日	過去(　週間)の体重変化	増加 ・ 変化なし ・ 減少：(　　kg　　%)
身体計測	体重　　kg　　測定日(　/　)	BMI　　kg/m² 下腿周囲長　　cm・不明	握力　　kgf・不明

身体所見	食欲低下	無 ・ 有 ・ 不明 (　　　)	消化器症状	無 ・ 有 (嘔気・嘔吐・下痢・便秘) ・ 不明
	味覚障害	無 ・ 有 ・ 不明 (　　　)	褥瘡	無 ・ 有 (部位等　　　) ・ 不明
	浮腫	無 ・有(胸水・腹水・下肢)・不明	その他	
	嚥下障害	無 ・ 有	特記事項	
	咀嚼障害	無 ・ 有		

検査・その他	過去1か月以内Alb値 (　　)g/dL　・ 測定なし	その他	

1日栄養量	エネルギー	たんぱく質	食塩	水分	その他
必要栄養量	(　　)kcal/標準体重kg (　　)kcal/現体重kg	(　　)g/標準体重kg (　　)g/現体重kg	g	ml	
摂取栄養量	(　　)kcal/標準体重kg (　　)kcal/現体重kg	(　　)g/標準体重kg (　　)g/現体重kg	g	ml	

栄養補給法	経口 ・ 経腸(経口 ・ 経鼻 ・ 胃瘻 ・ 腸瘻) ・ 静脈	食事回数：　回/日　朝・昼・夕・その他(　　)

退院時食事内容

食種	一般食 ・ 特別食(　　　　)・その他(　　　)	

食事形態	主食種類	朝	米飯・軟飯・全粥・パン・その他(　　　)	量	g/食
		昼	米飯・軟飯・全粥・パン・その他(　　　)		g/食
		夕	米飯・軟飯・全粥・パン・その他(　　　)		g/食
	副食形態		常菜・軟菜・その他(　　　)	*)自由記載:例 ペースト	
	嚥下調整食		不要 ・ 必要　　コード(嚥下調整食の場合は必須)　0j・0t・1j・2-1・2-2・3・4		
	とろみ調整食品の使用		無 ・ 有　種類(製品名)　使用量(gまたは包)　とろみの濃度 薄い / 中間 / 濃い		

その他影響する問題点	無 ・ 有 (　　　)

禁止食品	食物アレルギー	無 ・ 有	乳・乳製品 ・ 卵 ・ 小麦 ・ そば ・ 落花生・えび・かに・青魚・大豆 その他・詳細(　　　)
	禁 止 食 品 (治療、服薬、宗教上などによる事項)		

退院時栄養設定の詳細

	補　給　量	エネルギー	たんぱく質 (アミノ酸)	脂質	炭水化物 (糖質)	食塩	水分	その他
栄養量	経口(食事)	kcal	g	g	g	g	ml	
	経　腸	kcal	g	g	g	g	ml	
	静　脈	kcal	g	g	g	g	ml	
	経口飲水						ml	
	合　計	kcal	g	g	g	g	ml	
	(現体重当たり)	kcal/kg	g/kg				ml	

経腸栄養詳細	種　類	朝：	昼：	夕：
	量	朝：	昼：　　ml	夕：　　ml
	投与経路	経口 ・ 経鼻 ・ 胃瘻 ・ 腸瘻 ・ その他(　　)		
	投与速度	朝：　　ml/h	昼：　　ml/h	夕：　　ml/h
	追加水分	朝：　　ml	昼：　　ml	夕：　　ml

静脈栄養詳細	種　類・量	
	投与経路	末梢 ・ 中心静脈

備考

(記入者氏名)　　　　　　　　　　　　　　　

(照会先)　　　　　　　　　　　　　　　

【記入上の注意】
1. 必要が有る場合には、続紙に記載して添付すること。
2. 地域連携診療計画に添付すること。

フレイル（虚弱）

フレイル（frailty）とは，加齢に伴うさまざまな要因によって身体的・精神的・社会的機能が徐々に失われ健康障害に陥る前段階である（図 3.21）．フレイルの中心的要素は加齢等で引き起こされるサルコペニアであり，安静時エネルギー代謝が低下，総エネルギー消費量が減少し，食欲減少から低栄養に陥るという悪循環を招く結果，最終的には生活機能障害や要介護状態に至る．近年，非高齢者においても身体活動量やエネルギー摂取量の低下に伴う二次性サルコペニアに由来するフレイルが指摘されている．

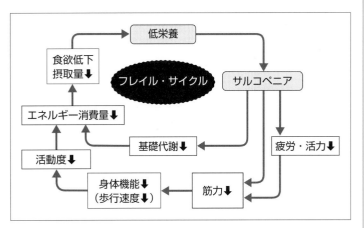

図 3.21　フレイル・サイクル
[日本人の食事摂取基準（2020 年版），p.415（2020）]

サルコペニア

サルコペニア（sarcopenia）は「筋肉量の減少と筋力または身体能力低下」と定義され，診療ガイドラインではアジア人向けの診断基準が推奨されている（図 3.23）．サルコペニアの原因として，加齢による「一次性サルコペニア」と活動不足・疾患・栄養不良による「二次性サルコペニア」に分類される（表3.10）．サルコペニアはフレイルに関連し，身体機能障害や要介護状態と関連が強い．また，肥満による体重増加と骨格筋量減少による体重減少が共存した「サルコペニア肥満」では，心血管疾患による死亡や総死亡のリスクが高くなる．

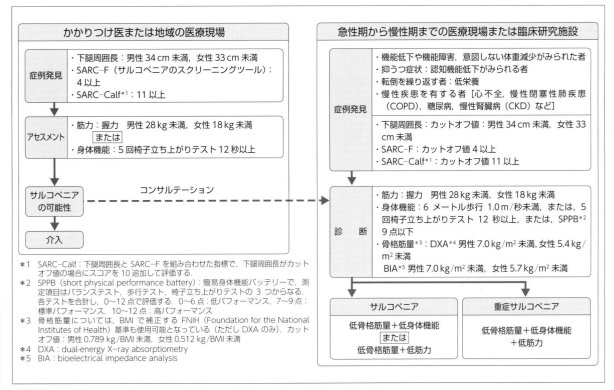

図 3.22　アジアサルコペニアワーキンググループ（AWGS）の診断アルゴリズム
[Chen LK, *et al., J. Am. Med. Dir. Assoc.*, **21**, 300–307（2019）]

表 3.10 サルコペニアの分類と原因

一次性サルコペニア	
加齢性	加齢以外に明らかな原因がないもの
二次性サルコペニア	
活動不足	寝たきり，不活発な生活スタイル，無重力状態が原因となり得るもの
疾患	重症臓器不全（心臓，肺，肝臓，腎臓，脳），炎症性疾患，悪性腫瘍や内分泌疾患に付随するもの
栄養不足	吸収不良，消化管疾患，食欲不振を起こす薬剤使用などに伴うエネルギー摂取および／またはタンパク質の摂取量不足に起因するもの

[Cruz-Jentoft AJ, *et al., Age Ageing*, **39**, 412-423（2010）]

4. 栄養介入計画

> **ねらい** ・栄養診断をもとに具体的な栄養介入計画を立案する
> ・対象者自身が自己管理できるような提案をどのようにすべきかを考察する
> ・対象者に見合った食品構成と献立を作成する

　3章では，栄養評価とそこから導きだされる栄養診断および栄養診断コードを確定させたのち，PES報告を作成した．また，PES報告を含むSOAP様式として，PES報告とリンクさせた栄養介入計画を作成した．本章では介入計画の具体的内容として，(1) エネルギー量および栄養量の設定，(2) 食生活の方針の設定，(3) 目標の設定，(4) 食品構成の作成，(5) 献立の作成の順に演習する．

　実際の食事には科学的根拠（エビデンス）による栄養素レベルから食品レベルおよび料理レベルへの転換が必要になる（図4.1）．食品構成とは，栄養量が決定したのち，栄養食事指導時に対象者に示す食事計画表である．これに基づいて何をどれだけ食べればよいかを指導する．食品構成は食事の形態，対象者の栄養状態，対象者をとりまく環境などあらゆることが配慮されていなければならない．したがって，対象者に対応した食品構成の作成は，管理栄養士の専門的技能である．

図4.1　給与栄養目標量から食品構成，献立への展開のイメージ

1日の給与栄養目標量	
エネルギー	2,000 kcal
タンパク質	50〜100 g
脂質	45〜55 g
炭水化物	250〜350 g
カルシウム	600 mg
食塩相当量	8 g 未満
⋮	

食品（食品構成）（部分抜粋）

	食品群	摂取量 (g)
1	穀類（計）	470
	（ごはん）	350
	（パン）	120
2	いも類	60
3	豆類	60
4	種実類	5
5	野菜類（計）	400
	（緑黄色野菜）	140
	（その他の野菜）	260
	⋮	

1日の献立

朝食	食パン	2枚弱
	ゆで卵	1個
	サラダ	1杯
昼食	ごはん	175 g
	みそ汁	1杯
	焼き魚	1切
⋮		

自分自身を対象者として，課題8での栄養評価による栄養診断を反映した，具体的な栄養介入計画を作成する.

課題9-1　栄養介入計画：エネルギー量および栄養量の設定, 食生活の方針の設定, 目標の設定

エネルギー量および栄養量の設定，食生活の方針の設定，目標の設定までを**ワークシート9.1**を使って作成する.

準備：日本人の食事摂取基準，計算機

(1) エネルギー量および栄養量の設定

課題8での栄養評価の結果を反映させたエネルギー量および栄養量を設定するため，まず年齢・性別をはじめ，配慮が必要な点などを反映させた設定方針を決める. そのうえで，①エネルギー，②タンパク質，③脂質，④炭水化物，⑤ビタミンおよびミネラル,⑥水分の給与栄養目標量を設定する. 基本的に食事摂取基準を活用する (表4.1 参照). 特有の食事指導，食事療法，食事制限が適用または推奨されている疾患やその予防には，関連する治療ガイドラインなどの栄養管理指針も参照にする.

表4.1　個人の食事改善を目的として食事摂取基準を活用する場合の基本的事項（食事改善の計画と実施）
[日本人の食事摂取基準（2020年版）より]

目的	用いられる指標	食事改善の計画と実施
エネルギー摂取の過不足の評価	体重変化量，BMI	BMIが目標とする範囲内に留まること，またはその方向に体重が改善することを目的として立案 一定期間をおいて2回以上の評価を行い，その結果に基づいて計画を変更，実施
栄養素の摂取不足の評価	推定平均必要量，推奨量，目安量	推奨量よりも摂取量が少ない場合は推奨量を目指す計画を立案 摂取量が目安量付近かそれ以上であれば，その量を維持する計画を立案 測定された摂取量が目安量を下回っている場合は，不測の有無やその程度を判断できない
栄養素の過剰摂取の評価	耐容上限量	耐容上限量を超えて摂取している場合は耐容上限量未満になるための計画を立案 耐容上限量を超えた摂取は避けるべきであり，それを超えて摂取していることが明らかになった場合は，問題を解決するために速やかに計画を修正，実施
生活習慣病の発症予防を目的とした評価	目標量	摂取量が目標量の範囲に入ることを目的とした計画を立案 発症予防を目的としている生活習慣病が関連する他の栄養関連因子および非栄養性の関連因子の存在と程度を明らかにし，これらを総合的に考慮したうえで，対象とする栄養素の摂取量の改善の程度を判断，また生活習慣病の特徴から考えて，長い年月にわたって実施可能な改善計画の立案と実施が望ましい

①**エネルギー**：食事摂取基準に基づき値を設定する

エネルギー摂取目標量の設定

推定項目	推定式	算出値（単位）
基礎代謝量 （kcal/日）	基礎代謝基準値（kcal/kg体重/日）×標準体重（kg）	
推定エネルギー必要量 （kcal/日）	基礎代謝量（kcal/日）×身体活動レベル	
考慮が必要な点		

＊基礎代謝基準値および身体活動レベルは食事摂取基準を参照

・推定エネルギー必要量は，「エネルギー出納がゼロとなる確率がもっとも高くなると推定される習慣的な1日あたりのエネルギー摂取量」であり，対象者のBMIや体重の変化を指標として用いたうえで設定する（BMI 18.5未満の場合にはエネルギー摂取量の増加を，BMIが25.0以上の場合にはエネルギー摂取量の減少を考える）

・課題4-4に示した算出方法（国立健康・栄養研究所の式，ハリス–ベネディクトの式，エネルギー必要量を求める簡便式）で求められた値と比較したうえで設定してもよい

②**タンパク質**：食事摂取基準で目標量の範囲として表されている%エネルギーから算出した値を設定する．ただし，身長・体重が参照体位に比べて小さい者や，特に75歳以上であって加齢に伴い身体活動量が大きく低下した者など，必要エネルギー摂取量が低い場合は下限が推奨量を下回る場合がありうるため，その場合は推奨量以上に設定する

タンパク質摂取目標量の設定

（　　　）歳・性別（　　　）のタンパク質エネルギー比率の目標範囲：
（　　　）%以上（　　　）%未満
エネルギー設定量（　　　）kcal 　下限（　　　）%＝（　　　）kcal÷4kcal/g＝（　　　）g 　上限（　　　）%＝（　　　）kcal÷4kcal/g＝（　　　）g 　設定（　　　）〜（　　　）g
考慮が必要な点

③**脂質**：食事摂取基準で目標量の範囲として表されている%エネルギーから算出した値を設定する

脂質摂取目標量の設定

（　　　）歳・性別（　　　）の脂質エネルギー比率の目標範囲：
（　　　）%以上（　　　）%未満
エネルギー設定量（　　　）kcal 　下限（　　　）%＝（　　　）kcal÷9kcal/g＝（　　　）g 　上限（　　　）%＝（　　　）kcal÷9kcal/g＝（　　　）g 　設定　（　　　）〜（　　　）g
考慮が必要な点

④**炭水化物（食物繊維除く）**：食事摂取基準で目標量の範囲として表されている%エネルギーから算出した値を設定する

炭水化物摂取目標量の設定

（　　　）歳・性別（　　　）の炭水化物エネルギー比率の目標範囲：
（　　　）%以上（　　　）%未満
エネルギー設定量（　　　）kcal 　下限（　　　）%＝（　　　）kcal÷4kcal/g＝（　　　）g 　上限（　　　）%＝（　　　）kcal÷4kcal/g＝（　　　）g 　設定　（　　　）〜（　　　）g
考慮が必要な点

⑤**ビタミンおよびミネラル**：「日本食品標準成分表」に収載されている栄養素について，食事摂取基準に基づいて設定する．**ワークシート 9.1** ではビタミン A，ビタミン B$_1$，ビタミン B$_2$，ビタミン C，カルシウム，鉄，食物繊維，食塩の 8 項目について設定し，特記事項があれば備考欄に記述する

⑥**水分**：水分制限が不要である場合は，以下の方法で算出し，目安にするとよい

⑥-1　30 〜 40 mL ×現体重（　　　　）kg ＝（　　　　）mL

⑥-2　1 mL ×推定エネルギー必要量（　　　　）kcal ＝（　　　　）mL

(2) 食生活の方針

3 章で作成した PES 報告および栄養介入計画と設定した給与栄養目標量を達成させるための，具体的な食生活の方針や留意点をまとめる（表 4.2 参照）．

表 4.2　栄養介入計画における食生活の方針

設定のポイント	・対象者の行動変容に対する準備性について正しく把握する ・作成した PES 報告および栄養介入計画を実行するうえで，対象者の生活習慣などを最大限に考慮した方針や留意点をまとめる ・食事改善に必要なサポート方法（おもに栄養補給方法，栄養教育方針，他職種との連携など）についても配慮する ・対象者が栄養管理の主役であることを忘れずに，対象者のパーソナリティに沿った具体的な方針を立てる
設定例	・エネルギー摂取不足を回避するために，適正な食事量に関する知識不足を解消する必要がある ・食事はコンビニ購入がほとんどであり，菓子類を食事代わりとしているため，食品の選択方法について根気強く栄養教育を実施する
あいまいな方針の設定例	・BMI を 18.5 以上になるように栄養指導する ・もっとたくさん食べるようにすすめる ・菓子を食べないようにさせる

(3) 目標の設定

対象者の行動変容ステージを正しく判断し，行動科学的手法や対象者の実情を踏まえて実行可能な行動目標を決め，さらに優先順位を決める．

①**長期目標**：今回の栄養管理の最終的な目標を決める．達成の目安は 6 か月〜 1 年後をイメージする

（設定例）BMI を 18.5 以上にする

②**中期目標**：長期目標を達成させるための目標であり，長期目標達成のためのより具体的な数値達成目標を決める．達成の目安は 3 か月〜 6 か月後をイメージする

（設定例）体重を 3 kg 増加させる

③**短期目標**：中期目標を達成させるために，対象者が達成可能であると自ら判断した具体的な行動内容を決める．達成の目安は 1 週間〜 3 か月後をイメージする

（設定例）毎日，朝食・昼食・夕食が揃ったかと，食べた菓子について記録する

課題 8 での**ワークシート 8.3** 栄養管理計画書（SOAP 様式）の内容を転記する

栄養診断コード	
栄養評価（A）の 【PES 報告】	
栄養介入計画（P）	Mx) Rx) Ex)

（1）エネルギー量および栄養量の設定

①栄養量設定の方針

②エネルギー摂取目標量の設定

推定項目	推定式	算出値（単位）
基礎代謝量 (kcal/日)	基礎代謝基準値（kcal/kg 体重/日）×標準体重（kg）	
推定エネルギー必要量 (kcal/日)	基礎代謝量（kcal/日）×身体活動レベル	
考慮が必要な点		

＊基礎代謝基準値および身体活動レベルは食事摂取基準を参照

③タンパク質摂取目標量の設定

（　　　）歳・性別（　　　）のタンパク質エネルギー比率の目標範囲： （　　　）％以上（　　　）％未満
エネルギー設定量（　　　）kcal 　下限（　　　）％＝（　　　）kcal ÷ 4 kcal/g ＝（　　　）g 　上限（　　　）％＝（　　　）kcal ÷ 4 kcal/g ＝（　　　）g 　設定（　　　）～（　　　）g
考慮が必要な点

④脂質摂取目標量の設定

（　　　）歳・性別（　　　）の脂質エネルギー比率の目標範囲： （　　　）％以上（　　　）％未満
エネルギー設定量（　　　）kcal 　下限（　　　）％＝（　　　）kcal ÷ 9 kcal/g ＝（　　　）g 　上限（　　　）％＝（　　　）kcal ÷ 9 kcal/g ＝（　　　）g 　設定　（　　　）～（　　　）g
考慮が必要な点

⑤炭水化物摂取目標量の設定

（　　　　）歳・性別（　　　　　　）の炭水化物エネルギー比率の目標範囲： （　　　）％以上（　　　　）％未満
エネルギー設定量（　　　　）kcal 　下限（　　　）％＝（　　　　）kcal ÷ 4 kcal/g ＝（　　　　）g 　上限（　　　）％＝（　　　　）kcal ÷ 4 kcal/g ＝（　　　　）g 　設定　（　　　　）〜（　　　　）g
考慮が必要な点

栄養素等摂取目標量の設定まとめ

	食事摂取基準 （　　）歳・男性／女性		備考
	設定値	参照項目	
エネルギー			
タンパク質			
脂質			
炭水化物			
ビタミンA			
ビタミンB$_1$			
ビタミンB$_2$			
ビタミンC			
カルシウム			
鉄			
食物繊維			
食塩			
その他の栄養素・留意点等			

参照項目：EAR：推定平均必要量，RDA：推奨量，AI：目安量，DG：目標量，UL：耐容上限量

（2）食生活の方針の設定

現段階の行動変容ステージ
具体的な食生活の方針と留意点

（3）目標の設定

長期目標（目安：6か月〜1年）
中期目標（目安：3か月〜6か月）
短期目標（目安：1週間〜3か月）

課題 9-2　栄養介入計画：食品構成の作成，献立の作成

準備：日本食品成分表，食事摂取基準，計算機（栄養計算ソフト）

　課題 9-1 での栄養介入計画を反映した，食品構成の作成と献立の作成を**ワークシート 9.2** を用いて演習する.

注：食品構成や献立の基本的な作成方法や調理技術については，他の実習科目にて習得する.

(4) 食品構成の作成

　課題 9-1 で設定した給与栄養目標量から，日本食品標準成分表を用いて食品構成表を作成する（ここでは簡易的な作成方法例を示す）.

食品構成表作成の手順例：成人女性　エネルギー 2,000 kcal の場合

　課題 9-1 で設定した栄養素量を食品量へ換算する

①炭水化物由来エネルギーを配分し，主食，いも，果物などの量を決める

②野菜の量を決める…例：緑黄色野菜 120 g，その他の野菜 230 g

③動物性食品の量を決める…例：動物性タンパク質比率 50％

　　乳類（牛乳）の量を決めてタンパク質量を調べる

　　魚介類・肉類・卵類に配分するタンパク質量（g）＝動物性タンパク質量（g）－乳類タンパク質量（g）

④豆製品の量を決める

　　豆製品に配分するタンパク質量（g）＝タンパク質量（g）－動物性タンパク質量（g）－主食に由来するタンパク質量（g）－野菜やいもなどその他食品に由来するタンパク質量（g）

⑤添加油脂量を決める

　　添加油脂量（g）＝脂質量（g）－主食に由来する脂質量（g）－タンパク質が多い食品に由来する脂質量（g）－その他の食品に由来する脂質量（g）

⑥以上の算出した各食品の重量を常用量に換算し，数値を丸めて調整する

(5) 献立の作成

　作成した食品構成を用いて対象者に適した献立を作成する.

　「日本食品標準成分表 2020 年版（八訂）」では，エネルギー算出に用いた値として，
・たんぱく質：アミノ酸組成によるたんぱく質
・脂質：脂肪酸のトリアシルグリセロール当量
・炭水化物：利用可能炭水化物（単糖当量）あるいは差引き法による利用可能炭水化物
が用いられており，従来のそれぞれの成分の値による献立作成との比較には注意を要する.

ワークシート 9.2　栄養介入計画：食品構成の作成と献立の作成

（4）食品構成の作成

食品群（代表的な食品）	使用量 （g）	エネルギー （kcal）	タンパク質 （g）	脂質 （g）
穀類（ごはん）				
いも類（じゃがいも）				
果実類（バナナ）				
魚介類（あじ）				
肉類（鶏もも皮なし）				
卵類（鶏卵）				
豆類（木綿豆腐）				
乳類（牛乳）				
油脂類（調合油）				
野菜類（ほうれんそう） （はくさい）				
藻類, きのこ類（しめじ）				
砂糖				
みそ				
合計				

（5）献立の作成

料理名・食品名	可食部 （g）	エネルギー （kcal）	タンパク質 （g）	脂質 （g）	食塩 （g）
朝					
昼					
夕					
合計					

　事例1について，栄養管理プロセスに沿ってこれまで用いたワークシートなどを使って演習する.

【事例1】

66歳，女性

夫と二人暮らし，子どもは3人いるが全員独立している．既往歴なし.

身長149 cm，体重48.5 kg，TSF 17 mm，AMC 26 cm，ウエスト周囲長74 cm.

血液検査の結果：RBC 497 × 10^4/mm^3，Hb 15.3 g/dL，Ht 47.2%，MCV 95.0 fL，PLT 29.7 × 10^4/μL，AST 10 U/L，ALT 10 U/L，ALP 190 U/L，TG 160 mg/dL，TP 7.3 g/dL，FBS 85 mg/dL，HbA1c 4.9%

経緯・生活状況等：専業主婦で日中は家事全般を担っている．余暇時間に書道，ガーデニングやピアノ演奏を楽しみ生活している．休日は家族と時々ドライブに行く．特に体調不良はないが，肩こりがひどい．ここ数年，大きな体重変化はない．料理を作るのが好きで，外食は少ない．好き嫌いなく何でも食べる．飲酒習慣はなく，イベント時に少し飲むくらいである．たばこは吸わない．サプリメントは摂取していない．間食習慣があり，15時ごろと夕食後に洋菓子を食べることが楽しみである.

[食事記録] 目安法による聞き取り調査から算出

朝食：食パン60 g，ブルーベリージャム10 g，りんご80 g，バナナ50 g，無糖ヨーグルト80 g，きな粉8 g，はちみつ5 g，カフェオレ（コーヒー150 cc，牛乳30 cc）

昼食：ごはん100 g，冷凍コロッケ1ケ，ほうれんそうソテー（ほうれんそう80 g，エリンギ15 g，卵25 g），みそ汁（生わかめ15 g，みそ8 g），冷奴（豆腐75 g，かつお節1 g，しょうが3 g，しょうゆ3 cc，すだち果汁5 cc）

夕食：ごはん100 g，鶏照り焼き（鶏肉120 g，しょうゆ・みりん），添え野菜（クレソン20 g，トマト60 g，レタス40 g），ポテトサラダ（ジャガイモ60 g，ブロッコリー20 g，にんじん20 g，ゆで卵15 g，マヨネーズ），炊き合わせ（たけのこ80 g，ふき30 g，しょうゆ・酒・みりん）

間食：（15時）しょうが紅茶（しょうが5 g，紅茶1カップ，砂糖6 g），ベイクドチーズケーキ1切（100 g）
　　　（夕食後）シュークリーム1ケ（90 g）

5. 栄養介入計画の実行，モニタリング，評価（判定）

ねらい ・栄養評価→栄養診断→栄養介入計画の立案→目標の決定→栄養介入計画の実行→モニタリング→評価（判定）→修正→報告までを実習する
・栄養管理プロセスの一連の流れを実行するために必要な技術を身につける

栄養管理は，栄養評価や栄養介入計画の立案を経て，栄養介入計画の実行，そのモニタリングと結果に対する評価（判定），その経過の記録や報告という一連のプロセスから構成される．対象が個人であっても集団であっても「いつまでに」「誰に対して」「誰が」「何を」「どのように」実施するのかを明文化することが目標達成には必要である．

課題 11 個人に対する栄養管理プロセス実習

対象者個人に対する栄養管理プロセスを体験し，管理栄養士に求められる主観的・客観的判断に基づく作業方法を学ぶ．

課題 11-1 栄養評価，栄養診断，栄養介入計画の立案，目標設定

【実習方法】

①3名以上で班をつくり，対象者を1名決める

②対象者の身体計測，食事調査や問診など実施し，対象者の意向なども含めた情報を収集する

③対象者の栄養評価を実施し栄養診断を行う

④栄養診断に沿った栄養介入計画（モニタリング計画，栄養教育計画など）を作成し，目標（長期目標と短期目標）を決定し，具体的な栄養管理計画を立てる

⑤各班スライド3枚にまとめ発表する（図5.1）

図 5.1　栄養管理計画の発表例

対象者の栄養評価項目の抽出　①

FH	・朝食は主食のみ、昼食と夕食もおかずが少ない ・一日全体として野菜摂取量が少ない ・間食はあまりとらない ・部活動で週4日1時間30分程度運動している ・電車通学で、電車内では基本立つようにしている
AD	BMI：20.4 体脂肪率：27.3% 上腕周囲長：23.6 cm，上腕三頭筋皮下脂肪厚：14.0 mm 上腕筋囲：19.2 cm（％上腕筋囲：99.5%）
BD/PD	特になし
CH	21歳女性、既往歴なし
意向／行動変容ステージ	運動をしている割には体脂肪率が高めなのが気になっていて減らしたい　→準備期

PES報告　②

BMI 20.4、体脂肪率27.3%、％上腕筋囲が100％未満であることから、部活動で身体活動は高いにも関わらず朝食は主食のみで、昼食夕食は主菜副菜が少ないことに起因する、NB-1.4 セルフモニタリングの欠如と栄養診断する。

介入計画

Mx）体脂肪率、上腕筋囲、食事内容
Rx）食事摂取基準に準じた栄養量、筋肉トレーニング、定期的な身体測定
Ex）体脂肪率を下げるという目標のために筋肉量増加は有効であることを知る。食行動を記録し、対象者が目標達成できるよう周囲が声かけする。

具体的な行動計画　③

> **目標：体脂肪率を25％以下にする**

1. 上腕筋囲を20 cm 以上にする
　週3回　腕立て・プルダウン・ベンチプレス
　→ 終わったら班員に報告

2. 野菜摂取量を増やす
　朝・昼・夜それぞれの食事で野菜を摂る
　→ カレンダーに記録
　　　○：朝・昼・夜の3食摂取できた →2点
　　　△：2食摂取できた →1点
　　　×：どちらもできなかったら →0点
　　最終的に点数を計算し評価する。

■ **課題 11−2　栄養介入計画の実行，モニタリング，評価（判定），修正，報告**

【実習方法】

① 体重，体脂肪，体組成，上腕筋囲，腹囲周囲長，握力など，身体状況を経時的に記録する用紙を各班で準備する

② 身体状況以外のモニタリング項目についても記録用紙を準備する

③ 各班で決定した計画を実行する

④ 週1回（曜日と時間はできるだけ固定する）身体計測を実施し，モニタリング項目とともに記録する

⑤ 1か月後，対象者の栄養管理の進捗状況，短期目標の到達状況，栄養管理計画の評価（判定），修正の有無などをスライド3枚にまとめ報告する

⑥ 3か月後，対象者の栄養管理結果を各班スライド6枚程度にまとめ報告し，全体で討議する（図5.2参照）

【栄養介入計画実行のポイント】

① 身体計測やモニタリング項目は，目標への到達度を数値化して記録すると評価しやすい（毎日実施する目標があれば，何%実施できたかなど）

② 計画の実行を困難にする状況（対象者の非協力，栄養補給法の不適正や協力者の有無など）がないかを評価し，もし問題があれば解決するよう計画を修正する

③ 会話だけでは見えにくい対象者の食生活の問題点を注意深く拾い上げることができるよう心がける

④ 対象者のプライバシーを十分配慮する

図5.2　栄養管理結果報告の発表例

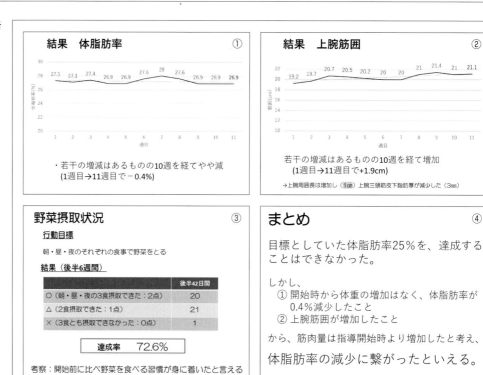

【評価のポイント】

①最終的に対象者が栄養管理によってどの程度行動が変容したか

②実施計画が対象者にとってフィットしていたか，モニタリングによって目標到達が厳しいと評価した場合に，計画を適切に修正することができたか

③今回の実施計画が対象者にとり適当でなかった，つまり目標に到達できなかった場合は，その理由と改善策を考察する

6. 集団における栄養管理プロセス

ねらい・集団に対する栄養管理に必要な技術を習得する

6.1 | 集団の食事改善を目的とした栄養管理プロセス

　集団を対象とした食事改善の場としては，さまざまな給食施設で提供される給食などの食事の場が例として挙げられる．これらの食事が望ましい状況であるかどうかを検討し，改善点があればよりよい形に変えていくことが求められる．

　集団の食事改善には，まずはじめに食事摂取基準を用いて対象者（喫食者）食事摂取状況のアセスメントを行う．次に，集団の摂取量の分布から，摂取量不足や摂取量過剰の可能性がある人の割合などを推定し，その結果に基づく適切なエネルギーや栄養素の摂取量の目標値を提案し，食事改善の計画や実施につなげる．食事改善の計画と実施には，公衆栄養計画的な手法を取り入れるとイメージしやすい．集団の食事改善のための流れを図6.1に，集団の食事改善を目的とする「食事摂取状況のアセスメント」および「食事改善の計画と実施」を表6.1に示す．

　集団の栄養リスクスクリーニングおよび栄養評価を行う場合には，対象者集団のBMIの分布，栄養素の摂取量不足者割合および摂取量過剰者割合を算出し評価する．対象者集団の栄養素摂取量の過不足評価には，集団の慣習的な摂取量の平均値／推奨

1. 食事摂取状況のアセスメント	2. 食事改善の計画と実施
集団の摂取量やBMIの分布と食事摂取基準の指標から，摂取量不足や摂取量過剰の可能性がある人の割合などを推定する	摂取量不足の人の割合をできるだけ少なくし，摂取量過剰の人の割合をなくし，生活習慣病の発症予防につながる適切なエネルギーや栄養素の摂取量について目標とする値を提案する

公衆栄養計画の企画と実施，検証

目標とする値に近づけるための食行動・食生活に
関する改善目標の設定やそのモニタリング，改善
のための効果的な各種事業の企画・実施など

図6.1　集団の食事改善の
ための流れ
［日本人の食事摂取基準
（2020年版），p.41を一部改
変］

表 6.1　集団の食事改善を目的として食事摂取基準を活用する場合の基本的事項
［日本人の食事摂取基準 (2020 年版), p.45］

目的	用いる指標	食事摂取状況のアセスメント	食事改善の計画と実施
エネルギー摂取の過不足の評価	体重変化量 BMI	体重変化量を測定 測定された BMI の分布から, BMI が目標とする BMI の範囲を下回っている, あるいは上回っている者の割合を算出	BMI が目標とする範囲内に留まっている者の割合を増やすことを目的として計画を立案 〈留意点〉一定期間をおいて 2 回以上の評価を行い, その結果に基づいて計画を変更し, 実施
栄養素の摂取不足の評価	推定平均必要量 目安量	測定された摂取量の分布と推定平均必要量から, 推定平均必要量を下回る者の割合を算出 目安量を用いる場合は, 摂取量の中央値と目安量を比較し, 不足していないことを確認	推定平均必要量では, 推定平均必要量を下回って摂取している者の集団内における割合をできるだけ少なくするための計画を立案 目安量では, 摂取量の中央値が目安量付近かそれ以上であれば, その量を維持するための計画を立案 〈留意点〉摂取量の中央値が目安量を下回っている場合, 不足状態にあるかどうかは判断できない
栄養素の過剰摂取の評価	耐容上限量	測定された摂取量の分布と耐容上限量から, 過剰摂取の可能性を有する者の割合を算出	集団全員の摂取量が耐容上限量未満になるための計画を立案 〈留意点〉耐容上限量を超えた摂取は避けるべきであり, 超えて摂取している者がいることが明らかになった場合は, 問題を解決するために速やかに計画を修正, 実施
生活習慣病の発症予防を目的とした評価	目標量	測定された摂取量の分布と目標量から, 目標量の範囲を逸脱する者の割合を算出する. ただし, 発症予防を目的としている生活習慣病が関連する他の栄養関連因子および非栄養性の関連因子の存在と程度も測定し, これらを総合的に考慮したうえで評価	摂取量が目標量の範囲に入る者または近づく者の割合を増やすことを目的とした計画を立案 〈留意点〉発症予防を目的としている生活習慣病が関連する他の栄養関連因子および非栄養性の関連因子の存在とその程度を明らかにし, これらを総合的に考慮したうえで, 対象とする栄養素の摂取量の改善の程度を判断. また, 生活習慣病の特徴から考え, 長い年月にわたって実施可能な改善計画の立案と実施が望ましい

量で求めた値を用いることはできない. なぜなら, 集団の摂取量の平均値／推奨量が 1 であっても推定平均必要量を下回る者が存在するにもかかわらず, その事実が隠れて正しい評価ができないからである.

　栄養素の摂取量不足の評価では, 測定された栄養素の摂取量分布から推定平均必要量を下回る者の割合を算出する.

　栄養素の摂取量過剰の評価についても, 摂取量不足者割合の算出と同様に, 耐容上限量を上回る者の割合を算出し評価する.

図6.2～図6.4はある対象者集団（女性，20～40歳代）のBMIと食事調査による栄養素摂取量を集団評価した結果である．

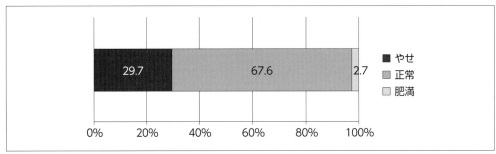

図6.2 ある対象者集団（女性，20～40歳代）のBMI階級別の割合

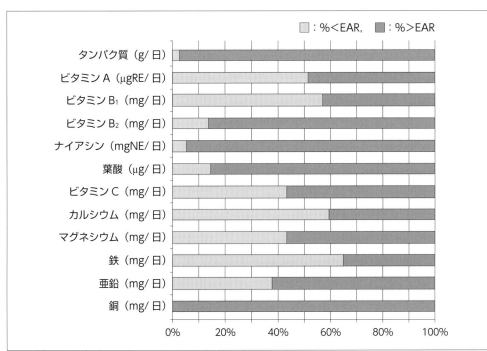

図6.3 ある対象者集団（女性）の栄養素摂取量の推定平均必要量による評価

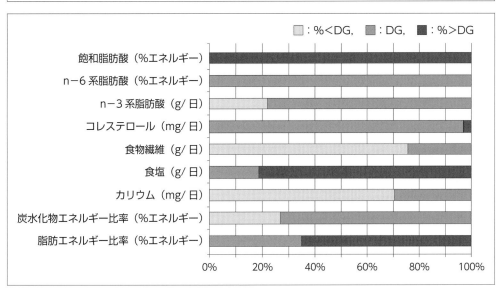

図6.4 ある対象者集団（女性）の栄養素摂取量の目標量による評価

①各班でBMIの分布からこの集団のエネルギー摂取量の過不足について評価し，食事改善の目標を挙げる

　→　表6.1の食事状況のアセスメント項目を参考に，BMIの範囲を上回っている者あるいは下回っている者の割合を出し，その結果に基づいて，食事改善計画の立案を念頭に置いた目標をいくつか提案する．

	BMIの評価結果	食事改善の目標
エネルギー量不足群		
エネルギー量過剰群		

②各班で栄養素の摂取量不足および摂取量過剰について評価し，食事改善の目標を挙げる

　→　表6.1の食事状況のアセスメント項目を参考に，推定平均必要量を下回る者の割合および摂取量過剰の可能性を有する者の割合を各栄養素について検討する．著しく改善が必要な栄養素があれば，その結果に基づいて，食事改善計画の立案を念頭に置いた具体的な目標を，いくつか提案する．

栄養素等	栄養素摂取量の評価	食事改善の目標

6.2 | 集団の栄養・給食管理を目的とした栄養管理プロセス

　特定の集団に対する栄養・給食管理を目的として食事摂取基準を用いる場合の作業手順および作業手順の基本的な考え方について，図6.5に示す．

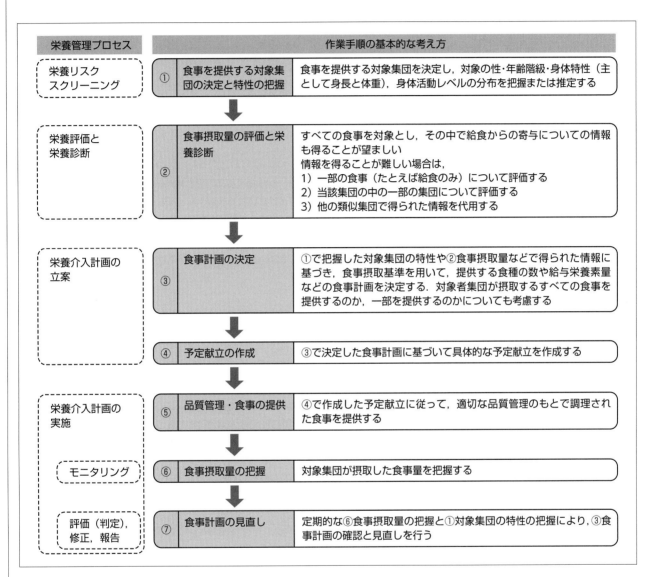

図6.5　集団の給食管理を
目的とした栄養管理プロセ
スとその基本的な考え方

集団の給食管理を目的とした栄養管理プロセス演習

事例 2 をもとに，集団の給食管理例を示す．集団の給食管理の流れを演習形式にて理解を深める．

【事例2】K社に勤める社員の現状					
対象	K社に勤める社員	食事計画の見直し	6か月に一度	場所	K社の社員食堂
身体状況	社員全体（約760人）の男女比は，おおよそ6：4である． 身体活動が軽度に属するデスクワーク中心の社員は約6割を超えており，そのなかで男女とも BMI が 25.0 を超える者は 3 割程度であった．一方で身体活動レベルが中等度以上の営業や製造に携わる社員では，BMI が 25.0 を超える者は 2 割以下であった．				
市販薬やサプリメントの摂取	一部が栄養ドリンクを摂取している．				
臨床検査値 （定期健康診断の結果より）	・高血糖の指摘を受けた社員が全体の 2 割を占めた．（40 歳代後半の男性社員のなかには，血糖値が高いと複数回の指摘を受けても精密検査を受けに行ったことがない者も多数存在する） ・中性脂肪および LDL-コレステロールが高値を示し，脂質代謝異常を指摘される者も 2 割ほどみられた．				
現在までの 生活活動状況	男女ともに業務内容と身体活動レベルは以下のとおり 身体活動レベルⅠ：発注，取引の確認，書類作成，会議，総合職などのデスクワークが中心 身体活動レベルⅡ：営業，製造の一部など 身体活動レベルⅢ：製造，製造後の出荷作業など おおよその人数割合は，Ⅰ：65%，Ⅱ：30%，Ⅲ：5%				
食生活状況	・デスクワーク中心の社員のなかには朝食を摂らずに出社し，昼休憩より前の時間帯に朝食代わりとして菓子類やコーヒー（砂糖入り）などの間食を摂取している社員が多数みられる． ・男女・既婚・未婚を問わず，自炊をして弁当を持参する社員は，継続的に昼食は弁当を食べている．弁当を持参しない社員はその日の業務内容により，出社時にコンビニ弁当を購入するか，社員食堂を使用している． ・部署によっては，午後に菓子類を持ち寄って間食を摂取する習慣がある． ・夕食は自炊するかどうかにより，自宅で食べる習慣がある者と帰宅時に外食している者に大きく分けることができる．ただし，自炊する者のなかには，男女とも帰宅後に主食を摂らずに，アルコール類と主菜・副菜類のみという者も多数みられる． ・アンケートの結果，現在の食生活の改善に関して対象者の行動変容ステージは，無関心期 28%，関心期 34%，準備期 21%，実行期 12%，維持期 5%であった．				
給食管理対象者	K社社員のうち，社員食堂を利用する者（約 250 名）				

A. 集団の栄養リスクスクリーニング

a. 対象集団の特性の把握

　集団の給食管理では，食事を提供する対象集団の特性を把握することから始まる．対象集団の性・年齢階級・身体特性（主として身長と体重），身体活動レベルの分布を把握または推定する．これらの情報は，対象集団の給与栄養素量を求めるためにも重要な情報となる．情報収集の方法としては，対象集団の健康診断の年齢層別や職業種別の BMI の分布などの活用が考えられる．

b. 栄養リスクスクリーニング

対象集団の特性のうち，BMI や身体活動レベルの分布などから対象集団の栄養リスクの有無を検討する．社員食堂利用者の特性を把握するような場合は，社員食堂利用者が会社全体（母集団）の縮小形ととらえることには多少の誤差を含むため，定期的に図 6.6 のような簡易調査を実施し，情報を収集・整理する必要がある．さらに，調査票から疾病に罹患した対象者を拾い出した場合は社内の医務室と連携を取りながら，随時必要な個別対応を行うことが求められる．

担当栄養士：○○○○

20×× 年　11 月　5 日

				栄養士記入欄
年齢　48 歳	性別　男・女	身長　172 cm	体重　73.0 kg	BMI　24.7 kg/m^2
体重変化の有無	なし・あり（1〜3 か月間の変化　2 kg 増加・減少）			栄養リスク判定
食事量の変化	なし・あり（いつ頃から：1 か月前　どのように：ごはんが美味しい 増加・減少）			なし 過栄養リスク有り 低栄養リスク有り
食欲の変化	なし・あり（いつ頃から：1 か月前　どのように：少し 増加・減少）			
あなたのお仕事の内容について近いものを選んでください 1. デスクワーク業務が中心で，立ち仕事はほとんど含まない 2. デスクワーク業務が多いが，社内や屋外の移動や接客などの立ち仕事を少し含む 3. 重い荷物を持ったり，社内や屋外を移動するような業務が中心である スポーツインストラクターなども含む				身体活動レベル Ⅰ・Ⅱ・Ⅲ
食堂利用の頻度 1	1. よく利用する　2. 時々利用する　3. ほとんど利用しない 2 または 3 を選んだ方に質問します．昼食はどうなさっていますか？ （A. 外食またはコンビニ弁当など　B. 自宅からお弁当持参）			個別食事相談* 要・不要 要経過観察

図 6.6　K 社社員食堂利用社を対象とした調査票例
重症化を予防するため，過栄養や低栄養のリスクを有する者がいれば個別対応にて随時食事相談を行う．

B. 集団の栄養評価と栄養診断

集団の栄養評価では，食事摂取状況の評価を行う．対象集団の摂取量の分布から，摂取量不足や摂取量過剰の可能性がある人の割合などを栄養診断する．食事調査はできる限り習慣的な摂取量を反映する食事調査方法を選択し，調査結果には過少申告や過大申告，日間変動などの測定誤差（情報バイアス）を含むということに注意が必要である．

事例に示した会社内では，社員食堂利用者に対して定期的な食事調査（どの調査方法が妥当であるか検討すること）を実施し，対象集団の栄養素等摂取量について食事摂取基準を用いて評価する．食事摂取状況の評価，栄養診断および食事改善の計画と実施についての概要を図 6.7 に示す．評価方法は図 6.5 の該当項目（「食事摂取量の評価と栄養診断」の作業手順の基本的な考え方の項目）を参照し，この評価結果を給食管理計画へ反映させる．

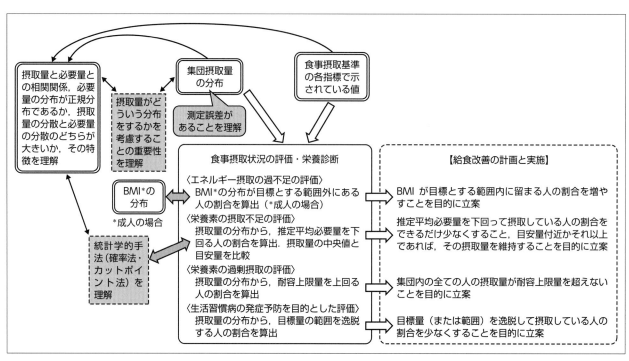

図 6.7 食事摂取基準を用いた食事摂取状況の評価・栄養診断および給食改善の計画と実施の概要
［食事摂取基準（2020 年版）p.41，図 17 と p.43，図 20 を組み合わせて改変］

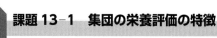

課題 13-1　集団の栄養評価の特徴

　集団の栄養評価を行う際の食事状況の評価・栄養診断における注意点をまとめなさい.

事例 2 について，**ワークシート 8.1**，**ワークシート 8.2** を使って栄養評価項目の抽出，栄養評価，栄養診断を行う．

①栄養評価コード（FH，AD，BD，PD，CH）に分けて抽出する

FH：食物・栄養に関連した履歴
身体活動が軽度に属するデスクワーク中心の社員は約 6 割．そのうち BMI が 25.0 以上は 3 割．身体活動レベルが中等度以上の社員（営業や製造部門）は BMI 25.0 以上が 2 割以下．一部が栄養ドリンクを常用． 身体活動レベルの人数割合は，Ⅰ：65%，Ⅱ：30%，Ⅲ：5%． 朝食なし，午前中に菓子類や砂糖入りコーヒーなど間食を摂る者が多数． 弁当持参者は継続的．午後に菓子類を持ち寄り間食を摂る習慣がある部署がある． 非自炊者の夕食は外食が多い． 自炊者の夕食は自宅が多く，中には帰宅後主食なしでアルコール飲料と主菜・副菜のみの者が多数． 社員食堂利用者は約 250 名（33%）

AD：身体計測
特になし

BD：生化学データ・臨床検査データ
高血糖が 2 割．40 代男性社員の中に血糖値高値を複数回指摘後も放置している者が多数．脂質代謝異常（TG と LDL-C 高値）が 2 割．

PD：栄養に焦点を当てた身体所見
特になし

CH：履歴
K 社の社員約 760 人，男女比は 6：4．

②エネルギー摂取量と栄養素摂取量の過不足の評価

BMI 25.0 以上の肥満者は 160 人ほどと考えられるため，160/760 × 100 ＝ 21%の社員のエネルギー摂取量が消費量を上回っていると推察される．

③行動変容ステージの評価

情報はないが，「血糖値高値を複数回指摘後も放置している者が多数」とのことから無関心期もしくは関心期が多数であると推察される．

④主観的情報（S）と客観的情報（O）に分ける

主観的情報（subjective data：S）
K 社の社員約 760 人，男女比は 6：4． 朝食なし，午前中に菓子類や砂糖入りコーヒーなど間食を摂る者が多数． 弁当持参者は継続的．午後に菓子類を持ち寄り間食を摂る習慣がある部署がある． 非自炊者の夕食は外食が多い． 自炊者の夕食は自宅が多く，中には帰宅後主食なしでアルコール飲料と主菜・副菜のみの者が多数． 40 代男性社員の中に血糖値高値を複数回指摘後も放置している者が多数． 一部が栄養ドリンクを常用．

客観的情報（objective data：O）
身体活動が軽度に属するデスクワーク中心の社員は約6割.
そのうちBMIが25.0以上は3割.
身体活動レベルが中等度以上の社員（営業や製造部門）はBMI 25.0以上が2割以下.
身体活動レベルの人数割合は，Ⅰ：65%，Ⅱ：30%，Ⅲ：5%.
社員食堂利用者は約250名（33%）
高血糖が2割. 脂質代謝異常（TGとLDL-C高値）が2割.

⑤栄養診断コード（NI，NC，NB，NO）のリストアップ，栄養診断の根拠と原因や要因の整理

栄養診断コード (problem or nutrition diagnosis label：P)	栄養診断の根拠 (signs/symptoms：S)	原因や要因 (etiology：E)
NI-5.8.2 炭水化物摂取量過剰 NI-1.5 エネルギー摂取量過剰の発現予測 NB-1.1 食物・栄養関連の知識不足	【客観的情報（objective data）から抽出】 ・2割が高血糖 ・2割が脂質代謝異常 ・社員の2割がBMI 25.0以上 ・身体活動が軽度である社員が約65%	【主観的情報（subjective data）から抽出】 ・検査後，放置者が多数 ・朝食なし，午前中に菓子類や砂糖入りコーヒーなど間食を摂る者が多数 ・午後に菓子類を持ち寄り間食する習慣がある部署がある ・自炊者の中には夕食は主食なしでアルコール飲料と主菜・副菜のみの者が多数

⑥PES報告の作成

高血糖の社員が2割いることから， 朝食なし，午前中に菓子類や砂糖入りコーヒーなど間食を摂る，午後に菓子類を持ち寄るといった食習慣に起因する， 炭水化物摂取量過剰と栄養診断する.

C. 集団の給食管理計画の立案

a. 給与目標量の設定と食事計画の決定

　食事摂取基準における健康の維持・増進（小児の場合は健全な発育を含む）と生活習慣病予防の目的から考えて，1か月間程度の給与目標量の平均値が食事摂取基準に応じたものになるのが望ましい．事例の集団における給与目標量の設定および食事計画の作成例を，以下に示す．

（1）K社の人員構成や具体的な推定エネルギー必要量を年齢・性別・身体活動レベルごとに整理して詳細な人員構成人数の分布を拾い上げ，推定エネルギー必要量の分布表を作成する（表6.2）．

（2）1日あたりのエネルギー必要量を分類し，そこから昼食分として1日の約35%を算出し，数値を丸める．対象人数を振り分けた表を作成する（表6.3）．

（3）社員食堂の利用人数が最も多いエネルギー階級を基準に食事計画を立てる．エネルギー階級が1つに絞れない場合は，2つ以上の階級における食事計画を作成する．食事計画は，食事摂取基準に基づく数値に近づくように考慮する（表6.4）．

表6.2　K社における社員760人の推定エネルギー必要量

身体活動レベル	低い（Ⅰ）		ふつう（Ⅱ）		高い（Ⅲ）	
性別	男性	女性	男性	女性	男性	女性
18～29歳（kcal/日）（社員数）	2,300 80	1,700 100	2,650 70	2,000 30	3,050 20	2,300 0
30～49歳（kcal/日）（社員数）	2,300 100	1,750 60	2,700 60	2,050 20	3,050 10	2,350 0
50～64歳（kcal/日）（社員数）	2,200 80	1,650 70	2,600 50	1,950 0	2,950 10	2,250 0

表6.3　K社社員を対象とした推定エネルギー必要量の分布

1日あたりのエネルギー階級（kcal/日）	昼食（1日の約35%）（kcal/日）	丸め値（kcal/日）	対象者数（人）	対象者小計（人）
1,700	595	600	170	360
1,750	613	600	60	
1,950	683	700	30	
2,100	735	750	100	
2,300	805	800	180	400
2,450	858	850	50	
2,650	928	950	130	
2,800	980	1,000	10	
3,050	1,068	1,100	30	
推定エネルギー必要量の加重平均（丸め値）		750	対象者合計	760

表6.4　K社社員食堂の提供方法別給与栄養目標量の設定例

栄養素	A定食	B定食	カフェテリア
エネルギー（kcal）	600	800	600～900
タンパク質（エネルギー%）	15付近（10～20）		
タンパク質（g）	25付近（15～30）	30付近（20～40）	30付近（15～45）
脂質（エネルギー%）	25付近（20～30）		
脂質（g）	18付近（13～20）	25付近（17.8～26.7）	20付近（13～30）
炭水化物（エネルギー%）	60付近（50～70）		
食物繊維（g）	6以上	8以上	6以上
ビタミンA（μgRE）	160を下回らず1,050未満	190を下回らず1,050未満	160を下回らず1,050未満
ビタミンB₁（mg）	0.28を下回らず0.35付近	0.46を下回らず0.55付近	0.28を下回らず0.50付近
ビタミンB₂（mg）	0.30を下回らず0.56付近	0.46を下回らず0.56付近	0.30を下回らず0.56付近
ビタミンC（mg）	35以上		
カルシウム（mg）	200以上		
鉄（mg）	3.2を下回らず3.7付近		
食塩相当量（g）	2.5未満	3.5未満	

b. 予定献立の作成

（1）食品構成表の作成：食事摂取基準に準じた給与栄養目標量をもとに，食品構成表を作成する（表6.5）．

（2）献立の作成：食品構成表を基に献立を作成する（表6.6）．

表6.5 食品構成例

料理群	食品群	600 kcal 使用量（g）	750 kcal 使用量（g）	800 kcal 使用量（g）
主食	穀類	90	100	120
主菜	魚介類	30	35	35
	肉類	25	30	30
	卵類	15	20	20
	豆・豆製品	20	25	30
	乳・乳製品	40	40	40
副菜	緑黄色野菜	35	40	45
	その他の野菜	70	80	90
	いも類	30	35	35
	果物	30	40	50
調味料	砂糖	5	6	7
	油脂類	10	12	13

表6.6 食品構成に基づいた献立例

A定食（600 kcal） エネルギー 619 kcal，タンパク質 27 g（17.7 エネルギー%），脂質 14 g（20.4 エネルギー%），炭水化物 90 g，食物繊維 8.3 g，食塩 2.3 g

料理・食品名	可食部（g）	エネルギー（kcal）	タンパク質（g）	脂質（g）
ごはん				
めし・精白米	160	269	4.0	0.5
鯛のホイル焼き				
たい・生	60	116	13.0	6.5
しめじ・生	15	3	0.4	0.1
たまねぎ・生	20	7	0.2	0.0
えのきだけ・生	15	3	0.4	0.0
にんじん・生	10	4	0.1	0.0
食塩	0.2	0	0.0	0.0
ワイン・白	3	2	0.0	0.0
オリーブ油	2	18	0.0	2.0
添え野菜				
トマト・生	60	11	0.4	0.1
レタス・生	40	5	0.2	0.0
レモン・生	30	16	0.3	0.2
パセリ・生	7	3	0.3	0.0
きんぴられんこん				
れんこん・生	60	40	1.1	0.1
牛ひき肉・生	20	45	3.8	3.0
料理酒	3	3	0.0	0.0
上白糖	3	12	0.0	0.0
みりん	2	5	0.0	0.0
うすくちしょうゆ	4	2	0.2	0.0
スープ				
ほうれんそう・生	30	6	0.7	0.1
にんじん・生	20	7	0.1	0.0
もやし・生	20	7	0.7	0.3
根深ねぎ・生	5	1	0.0	0.0
コンソメ・固形	3	7	0.2	0.1
水	150	0	0.0	
フルーツヨーグルト				
ヨーグルト・全脂無糖	30	19	1.1	0.9
みかん缶詰・果肉	10	6	0.1	0.0
合計		619	27.4	14.0

B定食（800 kcal） エネルギー 813 kcal，タンパク質 33 g（16.2 エネルギー%），脂質 22 g（24.7 エネルギー%），炭水化物 115 g，食物繊維 8.3 g，食塩 2.3 g

料理・食品名	可食部（g）	エネルギー（kcal）	タンパク質（g）	脂質（g）
ごはん				
めし・精白米	200	336	4.0	0.5
鯛の甘酢あんかけ				
たい・生	80	155	17.4	8.6
キャベツ・生	40	9	0.5	0.1
しめじ・生	30	5	0.8	0.2
にんじん・生	30	11	0.2	0.0
たまねぎ・生	30	11	0.3	0.0
調合油	8	74	0.0	8.0
中華だし	50	2	0.4	0.0
穀物酢	3	1	0.0	0.0
上白糖	3	12	0.0	0.0
うすくちしょうゆ	3	2	0.2	0.0
紹興酒	2	3	0.0	0.0
かたくり粉・適宜				
添え野菜				
トマト・生	60	11	0.4	0.1
レタス・生	40	5	0.2	0.0
パセリ・生	7	3	0.3	0.0
きんぴられんこん				
れんこん・生	60	40	1.1	0.1
牛ひき肉・生	20	45	3.8	3.0
料理酒	3	3	0.0	0.0
上白糖	3	12	0.0	0.0
みりん	2	5	0.0	0.0
うすくちしょうゆ	4	2	0.2	0.0
スープ				
ほうれんそう・生	30	6	0.7	0.1
にんじん・生	20	7	0.1	0.0
もやし・生	20	7	0.7	0.3
根深ねぎ・生	5	1	0.0	0.0
コンソメ・固形	3	7	0.2	0.1
水	150	0	0.0	
フルーツヨーグルト				
ヨーグルト・全脂無糖	40	25	1.4	1.2
みかん缶詰・果肉	20	13	0.1	0.0
合計		813	33.0	22.3

①課題 13-2 の栄養評価と栄養診断（PES 報告）をリンクさせ食事計画を作成する. モニタリング計画（Mx），栄養治療計画（Rx），栄養教育計画（Ex）の 3 つの計画について**ワークシート 8.2** を使って作成する. Mx は PES の S の内容とリンクし，Rx と Ex は PES の E の内容とリンクさせる

Mx）モニタリング計画	S の内容とリンク
Rx）栄養治療計画 　　（給与栄養目標量など）	E の内容とリンク
Ex）栄養教育計画	E の内容とリンク

②①で設定した給食管理の目標を，食事計画の表 2 〜 6 の流れの中で，どこに当てはめて活用できるか，各班で意見を出す

・ ・ ・ ・

③班でまとめた意見を発表し，全体で討議する

D. 集団の栄養管理計画の実施

a. 品質管理・食事の提供

　集団を対象とした栄養管理計画実施の際には，食事提供だけではなく，献立や食生活是正のポイントなどについての情報提供を行うことにより，栄養教育の役割も果たす場合がある.

b. 食事摂取量の把握（モニタリング）

　提供した食事の評価は，残食調査や食堂利用者へのアンケート調査などで行う（表 6.7）. アンケート調査は，食堂からの情報提供の効果への評価にもつながるような調査票を作成することによって，改善策や修正点を見出すことができる. この調査票の実施と並行して，給食提供後の全体の残食調査も行い，献立の実際の喫食状況を確認し，残食が多かった主菜や副菜については，献立の見直しや修正を随時行うことも，集団を対象とする食事提供の際には必要である. なお，個人指導の必要性の有無や BMI の変動を比較して調査を行う場合は，前後比較ができるように，無記名であっても通し番号を付けて氏名を控えておくなどの工夫をしておくことにより，個別対応が必要なケースを漏らさずに拾い上げることができる.

c. 食事計画の見直しと栄養管理の報告

　集団を対象とした栄養管理の報告は，残食調査や食堂利用者へのアンケート調査の結果をもとに，性別および年代別の BMI 平均値や分布などの推移を検討し，提供食のエネルギー設定を見直した場合はその内容や食堂利用者への情報提供による効果などについて，簡潔に定期的に報告書にまとめる（表 6.8）.

表6.7 K社社員 No.15 の栄養介入計画の実施、モニタリング、評価（判定）、修正の一例

日時	2週間後	4週間後	2か月後	3か月後
基礎情報	20×× 年 11月 21日　年齢 48歳　性別 ⑨・女　体重 73.5 kg　身長 172 cm	20×× 年 12月 7日　年齢 48歳　性別 ⑨・女　体重 73.5 kg　身長 172 cm	20×× 年 1月 10日　年齢 49歳　性別 ⑨・女　体重 75.0 kg　身長 172 cm	20×× 年 2月 5日　年齢 49歳　性別 ⑨・女　体重 74.5 kg　身長 172 cm
体重の変動について	あり・⑨なし　[あり]と答えた方におたずねします。体重の増減はどうですか？増加（ kg）・減少（0.5 kg）　あり・⑨なし	⑨あり・なし　増加（ kg）・減少（ kg）　あり・⑨なし	⑨あり・なし　増加（1.5 kg）・減少（ kg）　あり・⑨なし	⑨あり・なし　増加（ kg）・減少（0.5 kg）　あり・⑨なし
食欲の変化について	[あり]と答えた方におたずねします。食欲の変化はどうですか？いつごろから：どのように：　あり・⑨なし	あり・⑨なし	あり・⑨なし	あり・⑨なし
選択した定食	ⓐ定食・B定食	ⓐ定食・B定食	A定食・ⓑ定食	A定食・ⓑ定食
喫食調査　主食（大皿）	⑤ 4 3 2 1	⑤ 4 3 2 1	5 ④ 3 2 1	⑤ 4 3 2 1
主菜（大皿）	⑤ 4 3 2 1	⑤ 4 3 2 1	⑤ 4 3 2 1	⑤ 4 3 2 1
副菜（小鉢類）	⑤ 4 3 2 1	⑤ 4 3 2 1	⑤ 4 3 2 1	⑤ 4 3 2 1
お仕事の内容について（1.デスクワーク業務が中心　2.デスクワーク業務が多いが、立ち仕事も多少含む　3.立ち仕事や重い荷物を持つ業務が中心）	①デスクワーク業務が中心	①デスクワーク業務が中心	①デスクワーク業務が中心	①デスクワーク業務が中心
普段の身体活動について（意識して体を動かしたりするようになりましたか？）	はい・⑨特に変わりはない	はい・⑨特に変わりはない	⑨はい・特に変わりはない	はい・⑨特に変わりはない

栄養士記入欄

	2週間後	4週間後	2か月後	3か月後
BMI	24.8 kg/m²	24.8 kg/m²	25.4 kg/m²	25.2 kg/m²
体重と食欲の変化による栄養リスク	なし・⑨過栄養リスクあり・低栄養リスクあり	なし・⑨過栄養リスクあり・低栄養リスクあり	なし・⑨過栄養リスクあり・低栄養リスクあり	なし・⑨過栄養リスクあり・低栄養リスクあり
エネルギー提供量	800 kcal	800 kcal	800 kcal	600 kcal
推定エネルギー摂取量	800 kcal	800 kcal	770 kcal	600 kcal
推定タンパク質摂取量	28 g	28 g	25 g	20 g
推定脂質摂取量	23 g	23 g	23 g	15 g
推定食塩摂取量	3.2 g	3.2 g	3.2 g	2.2 g
身体活動レベル	①・Ⅱ・Ⅲ	①・Ⅱ・Ⅲ	①・Ⅱ・Ⅲ	①・Ⅱ・Ⅲ
身体活動の変化について	特になし	特になし	年末年始の外食が増えたので、体を動かした方がよさそうだ、と気にしている。	社内の移動の際には、3階までであれば階段を使うように心がけている、とのこと
食生活について	BMIが25を超えるようであればA定食（600 kcal）をすすめる。	特になし	最近体重が増えてきたので、自分なりにごはんを残したりする、とのこと。BMIが25を超えたため、A定食（600 kcal）をすすめる。	昼食は今までよりももの足りないが、我慢して元の体重に戻せるように挑戦してみたい。
個別指導	要・⑨不要・要経過観察	要・⑨不要・要経過観察	⑨要・不要・要経過観察	要・⑨不要・要経過観察

表6.8　給食管理に対する
栄養管理報告書の例

20×× 年 3 月 15 日　担当栄養士：○○○○

1. 社員食堂を利用している社員の体格指数（BMI）は，どのような変化が見られたか
40代〜50代の男性にBMIが25以上の軽肥満の割合が多く，一方で60代以降の男性ではBMIが20前後のやや痩せ傾向であったのが特徴的であった．BMIの平均値に特に大きな変動は見られなかったが，個人レベルでは年末年始を経過していたため，忘年会等による外食の機会が多く，BMIが増加した対象者が1割ほどみられた．
2. 栄養リスクがみられた社員の割合や内容は，どのように変化したか
40代〜50代の男性のBMIが25以上の割合は，横ばいもしくはやや増加であった．今後，冬の間に増加した体重が定着しないようなはたらきかけが必要になると考える．
3. 食堂を利用する社員の喫食状況や食生活への意識に，変化は見られたか
今回の調査をきっかけに，BMIによる標準体重の考え方を初めて知った対象者が多かった．自分自身の現体重と標準体重を比較して，それぞれの体格を客観的に判断できるようになった対象者もいた．
4. 献立について：献立内容の修正は，どのような状況で行ったか
今回の期間を通して，冬場で身体活動が少なくなる対象者もみられたが，身体活動が大きく増減した対象者は少なかった．
5. 総合評価（社員食堂を利用する社員の食生活や食への意識には，どのような影響がみられたか）
今回の調査によって，BMIという体格指数で痩せや肥満を判定する方法や，標準体重の求め方を初めて知った対象者が多かった．今後しばらくは，BMIの考え方を広めていくはたらきかけを展開したい．

課題 13-4　集団の栄養管理計画の実施

①集団の栄養管理計画の実施における各作業手順について，必要な作業だと思われる点，工夫されている点，改善した方がよいと考えられる点，その他気づいた点をあげる

必要な作業だと思われる点	
工夫されている点	
改善した方が良い点	
気づいた点	

②集団の栄養管理プロセスが個人のものと異なる点についてまとめる

③班でまとめた意見を発表し，全体で討議する

ライフステージ ごとの栄養管理

【学習（修）の心得と要点】

　ライフステージにおける栄養管理について，栄養管理プロセスに基づいた実習を行うことで理解を深める．

　各章では，対象ライフステージにおける個人または集団の特徴的な事例が設定されている．座学で学んだライフステージごとの特徴を理解したうえで，共通ワークシートを使い，栄養管理プロセスのうち栄養評価，栄養診断，栄養介入計画の作成を演習する．

　まずは栄養評価項目の抽出（FH，AD，BD，PD，CH に分ける）までを参考例として示しているので，主観的情報と客観的情報に分ける作業，栄養評価の実施と栄養診断，具体的な栄養介入計画の作成まで取り組んだのち，SOAP 様式の栄養管理計画書を完成させる．また，繰り返し取り組んでもらえるように課題事例も設定している．

　課題 25 と課題 26 では調理実習を設定しており，調乳方法や離乳食の進め方を実学することで，学びをより深める．

a．栄養評価項目の抽出

FH：食物・栄養に関連した履歴

AD：身体計測

BD：生化学データ・臨床検査データ

PD：栄養に焦点を当てた身体所見

CH：個人履歴

c．栄養評価と栄養診断
行動変容ステージの評価

あてはまるステージを○で囲む
無関心期　・　関心期　・　準備期　・　実行期　・　維持期
理由・評価

エネルギー摂取量過不足の評価

BMI での評価
体重変化の評価
推定エネルギー摂取量
推定エネルギー消費量
エネルギー摂取量過不足の評価
今後の予測

栄養素摂取量過不足の評価

	食事調査等から算出した摂取量またはエネルギー比率	食事摂取基準に対する評価	食事摂取基準（　）歳・男性／女性	
			評価項目	基準値
タンパク質				
脂質				
炭水化物				
ビタミン A				
ビタミン B$_1$				
ビタミン B$_2$				
ビタミン C				
カルシウム				
鉄				
食物繊維				
食塩				

栄養素摂取過不足の評価
今後の予測・その他留意点

客観的情報からの課題抽出

b. 主観的情報と客観的情報に分ける

主観的情報（subjective data：S）

客観的情報（objective data：O）

c. 栄養評価と栄養診断
栄養診断と栄養診断報告（PES）文の作成
①栄養診断コードのリストアップ，栄養診断の根拠と原因や要因の整理

栄養診断コード (problem or nutrition diagnosis label：P)	栄養診断の根拠 （signs/symptoms：S）	原因や要因 （etiology：E）
	【客観的情報(objective data：O)や栄養評価より得られた考察から抽出】	【主観的情報(subjective data：S)から抽出】

② PES 報告の作成
S（根拠）であることから，E（原因）を原因とする，P（栄養診断コード）と栄養診断する.

d．栄養介入計画の作成

Mx）モニタリング計画	S の内容とリンク
Rx）栄養治療計画	E の内容とリンク
Ex）栄養教育計画	E の内容とリンク

e．栄養介入の実施
①栄養治療計画（Rx）の具体的内容
（1）栄養量設定の方針

（2）栄養素等摂取目標量の設定

	食事摂取基準（　　）歳・男性／女性		備考
	設定値	参照項目	
エネルギー			
タンパク質			
脂質			
炭水化物			
ビタミン A			
ビタミン B_1			
ビタミン B_2			
ビタミン C			
カルシウム			
鉄			
食物繊維			
食塩			
その他の栄養素・留意点等			

（3）食品構成の作成

食品群（代表的な食品）	使用量 (g)	エネルギー (kcal)	タンパク質 (g)	脂質 (g)
穀類（ごはん）				
いも類（じゃがいも）				
果実類（バナナ）				
魚介類（あじ）				
肉類（鶏もも皮なし）				
卵類（鶏卵）				
豆類（木綿豆腐）				
乳類（牛乳）				
油脂類（調合油）				
野菜類（ほうれんそう） （はくさい）				
藻類，きのこ類（しめじ）				
砂糖				
みそ				
合計				

（4）食品構成に基づいた献立の作成

	料理名・食品名	可食部 (g)	エネルギー (kcal)	タンパク質 (g)	脂質 (g)	塩分 (g)
朝						
昼						
夕						
合計						

②栄養教育計画（Ex）の具体的内容

（1）食生活の方針の設定

現段階の行動変容ステージ

具体的な食生活の方針と留意点

（2）目標の設定

f. 栄養管理計画書の作成（SOAP 様式）

栄養診断コード：

主観的情報（subjective data：S）

客観的情報（objective data：O）

栄養評価（assessment：A）

栄養介入計画（plan：P）

7. 妊娠期，授乳期の栄養管理

7.1 事例を基にした栄養管理演習【個人】

課題 14 妊婦を対象とした栄養管理 1

　事例3の栄養評価，栄養診断，具体的な栄養介入計画を作成し，栄養管理プロセスを演習する．資料（表7.1，表7.2，図7.1，表7.3）を参考に，**共通ワークシート**を使って作成する．ここでは a. 栄養評価項目の抽出の FH，AD，BD，PD，CH に分けて抽出までを参考例として示した．

【事例3】

31 歳，女性，妊娠 26 週目，家族構成：夫 35 歳　既往歴：なし

身長 155 cm，体重 55.3 kg（妊娠前 51 kg，1 か月前 53.8 kg），BMI 23.0（妊娠前 21.2），腹囲 79 cm（妊娠前 71 cm），血圧 138/62 mmHg，児心音良好，浮腫・尿タンパク・尿糖いずれも（−）

経緯・生活状況等：妊娠 6 〜 14 週くらいまで 1 日に 6 〜 7 回嘔吐や悪心が続いた．そのころは，ご飯よりもパンや麺を好んで食べていた．おかずがほとんど食べられなかった．妊娠 10 週ごろから市販のマルチビタミン・ミネラル剤を飲むようになった．6 〜 10 週の間で体重が 1.5 kg 減少した．現在は起床時と空腹時に吐気があるが，つわりはほぼ治っている．つわりがおさまるにつれて食べる量が増えて体重も増えてきた．高等学校教員として勤めている．通勤は徒歩とバスで約 30 分程度である．最近は帰宅後に疲れがひどく，果物を食べてから，いったん 1 時間ほど横になり，それから夕食の準備をするので，夕食は 21 〜 22 時ごろ．簡単に作れる料理が多くなってきたと思う．妊娠 10 週目の時に切迫流産を経験して 10 日間入院（安静）した．現在は医師から安静の指示や制限などはないものの身体を動かすのが怖いので休日はあまり動かずゆったり過ごしている．運動習慣なし．本人は喫煙しないが，夫は喫煙者．飲酒習慣はなし．妊娠 20 週前後から，空腹になると吐き気がするので，寝る前にパンとコーヒー牛乳を摂るようになってきた．

[食事記録]

朝食：トースト 1 枚，柑橘系のジュース 1 杯程度

昼食：職場の食堂で麺類（うどんやラーメン）と小鉢 1 つを取る

夕食：帰宅後にまず果物（みかん 1 個程度）を食べる．ご飯 1 杯，野菜炒め，味噌汁など 30 分以内で作れるものが多い．

就寝前：食パンやクロワッサンとコーヒー牛乳

食事記録から，約 2,000 kcal（朝 500 kcal，昼 600 kcal，夕 500 kcal，間食 400 kcal），タンパク質 70 g，脂質 70 g，炭水化物 280 g，P：F：C = 14：31：55（%）

カルシウム 330 mg（サプリメント含 530 mg），鉄 6.5 mg（サプリメント含 10.5 mg），食塩 9.2 g

[マルチビタミン・ミネラル剤での 1 日栄養摂取量] エネルギー 4.68 kcal，タンパク質 0.2 g，脂質 0.2 g，炭水化物 0.92 g，ナトリウム 4 mg，カルシウム 200 mg，マグネシウム 100 mg，亜鉛 6 mg，鉄 4 mg，銅 0.6 mg，セレン 50 µg，クロム 20 µg，ビタミン A 300 µg，β カロテン 1,800 µg，ビタミン B_1 1.5 mg，ビタミン B_2 1.7 mg，ビタミン B_6 2 mg，ビタミン B_{12} 3.0 µg，ナイアシン 15.0 mg，パントテン酸 6 mg，葉酸 240 µg，ビオチン 50 µg，ビタミン C 150 mg，ビタミン D 5.0 µg，ビタミン E 26.8 mg.

表 7.1　妊娠期間の区分

妊娠初期（16 週未満）				妊娠中期（16 〜 28 週未満）				妊娠後期（28 週以降）			
0 〜 3（週）	4 〜 7	8 〜 11	12 〜 15	16 〜 19	20 〜 23	24 〜 27	28 〜 31	32 〜 35	36 〜 39	40 〜 43	43 〜
早期流産 （12 週未満）			後期流産 （12 週〜 22 週未満）			早産 （22 週〜 37 週未満）				正期産 （37 週〜）	過期産 （42 週〜）
胎芽		胎児									

[日本産科婦人科学会（1997）]

表 7.2　妊娠中の体重増加指導の目安[*1]

妊娠前の体格[*2]		体重増加量指導の目安
低体重（やせ）	18.5 未満	12 〜 15 kg
普通体重	18.5 以上 25.0 未満	10 〜 13 kg
肥満（1 度）	25.0 以上 30.0 未満	7 〜 10 kg
肥満（2 度以上）	30.0 以上	個別対応（上限 5 kg までが目安）

＊1　「増加量を厳格に指導する根拠は必ずしも十分ではないと認識し，個人差を考慮したゆるやかな指導を心がける.」産婦人科診療ガイドライン産科
　　　編 2020　CQ 010　より
＊2　日本肥満学会の肥満度分類に準じた.
[厚生労働省，妊娠前からはじめる妊産婦のための食生活指針（2021）]

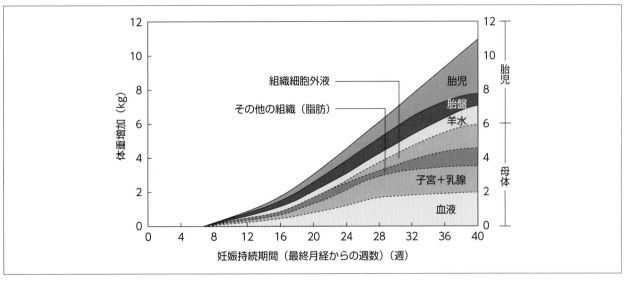

図 7.1　妊娠中の母体，胎児関連組織の発育
[小松啓子，応用栄養学 第 3 版（中坊幸弘ほか編），p.55，講談社（2012）]

表 7.3　妊産婦のための食事バランスガイド

	エネルギー（kcal）	主食	副菜	主菜	牛乳・乳製品	果物
非妊娠時	2,000 〜 2200	5 〜 7	5 〜 6	3 〜 5	2	2
妊娠初期	＋ 50	—	—	—	—	—
妊娠中期	＋ 250	—	＋ 1	＋ 1	—	＋ 1
妊娠後期 授乳期	＋ 500 ＋ 450	＋ 1			＋ 1	

単位：つ（SV）
[厚生労働省]

A. 栄養管理プロセス

a. 栄養評価項目の抽出

FH，AD，BD，PD，CH に分けて抽出する（参考例）

FH：食物・栄養に関連した履歴
妊娠 6 〜 14 週くらいまで 1 日に 6 〜 7 回嘔吐や悪心が続いた．6 〜 10 週の間で体重が 1.5 kg 減少．ご飯よりもパンや麺を好んで食べていた．おかずがほとんどたべられなかった．妊娠 10 週ごろより市販のマルチビタミン・ミネラル剤を飲む．現在は起床時と空腹時に吐気があるが，つわりはほぼ治っている．つわりが治るに伴い食事量が増え，体重も増加．最近は帰宅後に疲れがひどく，果物を食べてからいったん 1 時間ほど横になったあと夕食の準備をする．簡単に作れる料理が多くなってきた．妊娠 20 週前後から空腹になると吐き気がするので，寝る前にパンとコーヒー牛乳を摂る．

[食事記録]

朝食：トースト 1 枚，柑橘系のジュース 1 杯程度
昼食：職場の食堂で麺類（うどんやラーメン）と小鉢 1 つを取る
夕食：帰宅後にまず果物（みかん 1 個程度）を食べる．ご飯 1 杯，野菜炒め，味噌汁など 30 分以内で作れるものが多い．
就寝前：食パンやクロワッサンとコーヒー牛乳
食事記録から，約 2,000 kcal（朝 500 kcal，昼 600 kcal，夕 500 kcal，間食 400 kcal），タンパク質 70 g，脂質 70 g，炭水化物 280 g，P：F：C = 14：31：55（%）
カルシウム 330 mg（サプリメント含 530 mg），鉄 6.5 mg（サプリメント含 10.5 mg），食塩 9.2 g
運動習慣なし．通勤は徒歩とバスで約 30 分程度．現在は医師から安静の指示や制限などはないが身体を動かすことに消極的．

AD：身体計測
身長 155 cm，体重 55.3 kg（妊娠前 51 kg，1 か月前 53.8 kg）→体重増加＋ 4 kg（最近 1 か月＋ 1.5 kg），BMI 23.0（妊娠前 21.2），腹囲 79 cm（妊娠前 71 cm）

BD：生化学データ・臨床検査データ
児心音良好，血圧 138/62 mmHg，浮腫（－），尿タンパク（－），尿糖（－）

PD：栄養に焦点を当てた身体所見
特になし

CH：個人履歴
31 歳，女性，妊娠 26 週目（妊娠中期），夫 35 歳と同居，既往歴なし，高等学校教員．妊娠 10 週目の時に切迫流産を経験して 10 日間入院（安静）．本人は喫煙しないが，夫が喫煙者．飲酒習慣なし．

b. 主観的情報と客観的情報に分ける

c. 栄養評価と栄養診断

　行動変容ステージの評価，エネルギー摂取量と栄養素摂取量の過不足の評価，客観的情報からの課題抽出，栄養診断と栄養診断報告（PES）文の作成

d. 栄養介入計画の作成

e. 栄養介入の実施

①栄養治療計画（Rx）の具体的内容

　栄養量の設定，食品構成の作成，食品構成に基づいた献立の作成

②栄養教育計画（Ex）の具体的内容

　食生活の方針および留意点，目標の設定

f. 栄養管理計画書の作成（SOAP 様式）

事例4の栄養評価，栄養診断，具体的な栄養介入計画を作成し，栄養管理プロセスを演習する．**共通ワークシート**を使って作成する．

【事例4】

28歳，女性，妊娠34週目

家族構成：夫30歳，既往歴：貧血症

身長158 cm，体重58.5 kg（妊娠前49 kg，3週間前57.6 kg），腹囲90 cm（妊娠前68 cm），血圧126/59 mmHg，血清鉄38 μg/dL，ヘモグロビン10.8 g/dL，TIBC 518 μg/dL，UIBC 480 μg/dL，MCV 80 fL，MCH 28.4 pg，MCHC 32.1%，浮腫（＋），尿タンパク（－），尿糖（－）児心音良好，下腹部・乳房の増大，立ちくらみが出現，疲れやすい

経緯・生活状況等：妊娠ははじめて．妊娠6～12週くらいまでに軽いつわりがあった．通勤は自転車（片道15分）であったが，妊娠中期よりバス通勤に変更．仕事はデスクワークが中心の会社員である．勤務時間は9時30分～20時ごろ．妊娠中期後半より肩こりと腰痛があるので，帰宅後に調理はあまりしなくなった．妊娠前は週末に夫婦でゴルフをしていたが，妊娠がわかってから特別なことはしていない．妊娠中期よりたまに立ちくらみがある．喫煙習慣なし．飲酒習慣なし．

おしゃれなレストランやカフェに行くのが好き．SNS映えする食事やドリンクを注文して撮影するのが大好き．食事内容については特に気にしない．もともと朝は欠食．昼食は会社近くのカフェのワンプレートランチかコンビニのお弁当を食べて，21時ごろ帰宅した後に簡単なもので夕食を準備して22時過ぎに夫婦で食べていた．妊娠を機に嗜好が変わってしまい，ご飯は食べるけれど惣菜パンや菓子パンのほうが食べやすくなった．妊娠中期になって空腹時に気分が悪くなるので，空腹を感じないようにクッキーやフィナンシェをちょこちょこと食べている．妊娠後期で下腹部が大きくなり，1度に食べられる量は減ってしまったが，食事回数が増えた．朝食は野菜ジュース（果物も入っているもの）1本，昼食は妊娠前と同じで，18時ごろに会社でクリームパンなどの菓子パンを食べている．夕食は21～22時ごろ．帰宅後は疲れがひどいので，スーパーやコンビニで買ってきた惣菜を中心に食べるか，外食することが多い．サプリメント類の摂取はなし．

[食事調査]

朝食（7時半，自宅）：ミニッツメイド　オレンジ100%ジュース　コップ1杯

間食（10時，会社）：カントリーマアム2枚，緑茶コップ1杯

昼食（13時，カフェ）：ご飯1杯，ハンバーグ1個，目玉焼き1個，野菜サラダ（レタス，きゅうり，トマト，コーンにノンオイルドレッシングをかけたもの），コーンスープ1杯，お水コップ2杯

間食（16時，会社）：えびせんべい2枚，緑茶コップ1杯

間食（18時半，会社）：クリームパン小2個，コーヒー（牛乳と砂糖入り）マグカップ1杯

夕食（21時半，自宅）：ご飯1杯，ポテトコロッケ1個，筑前煮1/2パック，インゲンごま和え1/2パック，豆腐とワカメのみそ汁1杯

間食（22時半）：グレープフルーツ1/2個，りんご1/4個，アイスティ（ガムシロップとレモン入り）コップ1杯

7.2 事例を基にした栄養管理演習【集団】

課題 16 授乳婦を対象とした栄養管理 1

　事例 5 の栄養評価，栄養診断，具体的な栄養介入計画を作成し，栄養管理プロセスを演習する．資料（表 7.4,
表 7.5）を参考に**共通ワークシート**を使って作成する．ここでは a. 栄養評価項目の抽出までを参考例として示した．
b. 主観的情報と客観的情報に分ける以降を作成する．

【事例 5】

乳児 1 か月健診時に授乳婦およびその家族が対象の集団教室を開催する．
[母親] 平均年齢 29 歳，初産婦が全体の 2/3，経産婦（2 人目）が 1/3 程度．出産後約 1 か月（産褥期）で基本的に健康に問題がない．
子宮復古良好，悪露正常，乳房の状態良好，血圧正常．体重は退院時より 1 ～ 2 kg 減．精神的に問題なし．飲酒・喫煙習慣なし（パ
ートナーや家族に喫煙者あり），服薬なし．一部が総合ビタミン・ミネラル剤を摂取している．一部が栄養ドリンクを摂取している．
尿タンパク（−），尿糖（−），一部に貧血が認められる（ヘモグロビン濃度が 10 g/dL 前後の者が数名）が未治療．
[乳児] 体重は正常に増加，栄養状態良好，完全母乳栄養は全体の約 45%，人工栄養は約 5%，混合栄養は約 50%．服薬なし．
経緯・生活状況等：退院後，実家に帰省して父母（義父母）に助けられながら育児をしている者が約 4 割，自宅で父母（義父母）や
夫とともに育児をしている者が約 4 割である．自宅で夫と 2 人で育児をしている者が約 2 割である．上の子どもがいる者は自宅で父
母（義父母）や夫とともに育児をしているパターンが多い．就業状態は，現在は全員が働いていない．出産前の就業状態は約 8 割が
何らかの形で働いていたが，現在休職中の者が約 6 割（出産を期に離職したものも含める），専従の仕事を持っていて育児休業中の者
が約 4 割である．生活は乳児の生活に合わせており，授乳は 1 日 8 ～ 12 回程度行っている．沐浴やおしめかえなど乳児の世話に加
えて，簡単な家事や上の子の育児などすべての者が睡眠不足を訴えている．睡眠時間は細切れで育児の間に取っている．父母（義父母）
がいる家庭は，家事がかなり軽減されている．自宅で夫と 2 人で育児をしている場合，家事はできる時間に必要最低限（買い物や食
事作り，洗濯など）を行っている状態である．父母（義父母）がいる家庭は，食事は母（義母）が担当してくれている場合が多く，栄
養は比較的しっかり摂取できている．自宅で夫と二人で育児をしている者は，食事（特に昼食）は主食中心で品数は少ない（2 品程度）．
また，母乳がよく出る者は空腹や喉の渇きがあり，1 回に量を食べられない分，頻回に食事やお茶をとっている．時間がない時はジュ
ースを飲んでいる．食事時間は，朝は比較的規則正しいが，昼と夜は育児（上の子どもの世話も含む）や家事の合間に摂っている．ま
た，「母乳が不足しているようだが，実際に不足しているかどうかわからない」といった声も聞かれた．バランスの良い食事（貧血予防・
治療に対する食事および妊娠で増えた体重を減らすための食事）を摂取する食行動ステージ割合は，無関心期（前熟考期）37%（初
産婦 33%，経産婦 4%），関心期（熟考期）29%（初産婦 18%，経産婦 11%），準備期 15%（初産婦 8%，経産婦 7%），実行期 19
%（初産婦 8%，経産婦 11%），維持期 0%（初産婦 0%，経産婦 0%）．

表 7.4　授乳について困ったこと（%）(回答者：0 ～ 2 歳児の保護者，複数回答)

授乳について困ったこと	総数* (*n* = 1,242)	栄養方法（1 か月）別 (*n* = 1,200)		
		母乳栄養 (*n* = 616)	混合栄養 (*n* = 541)	人工栄養 (*n* = 43)
困ったことがある	77.8	69.6	<u>88.2</u>	69.8
母乳が足りているかどうかわからない	40.7	31.2	<u>53.8</u>	16.3
母乳が不足ぎみ	20.4	8.9	<u>33.6</u>	9.3
授乳が負担，大変	20.0	16.6	<u>23.7</u>	18.6
人工乳（粉ミルク）を飲むのをいやがる	16.5	<u>19.2</u>	15.7	2.3
外出の際に授乳できる場所がない	14.3	<u>15.7</u>	14.4	2.3
子どもの体重の増えがよくない	13.8	10.2	<u>19.0</u>	9.3
卒乳の時期や方法がわからない	12.9	11.0	<u>16.1</u>	2.3
母乳が出ない	11.2	5.2	15.9	<u>37.2</u>
母親の健康状態	11.1	11.2	9.8	<u>14.0</u>
母乳を飲むのをいやがる	7.8	3.7	11.1	<u>23.3</u>
子どもの体重が増えすぎる	6.8	5.8	<u>7.9</u>	7.0
母乳を飲みすぎる	4.4	<u>6.7</u>	2.2	0.0
人工乳（粉ミルク）を飲みすぎる	3.7	1.1	6.1	<u>7.0</u>
母親の仕事（勤務）で思うように授乳ができない	3.5	<u>4.2</u>	3.0	0.0
相談する人がいない，もしくは，わからない	1.7	0.8	<u>2.6</u>	0.0
相談する場所がない，もしくは，わからない	1.0	0.3	<u>1.7</u>	0.0
その他	5.2	4.9	<u>5.7</u>	4.7
特にない	22.2	<u>30.4</u>	11.8	30.2

*総数には，栄養方法「不詳」を含む．栄養方法のうち，最も高い割合を示しているものに下線．[平成 27 年度乳幼児栄養調査結果，厚生労働省]

表 7.5　授乳等の支援のポイント

授乳の開始から授乳のリズムの確立まで

母乳の場合・育児用ミルクを用いる場合ともに
・特に出産後から退院までの間は母親と子どもが終日，一緒にいられるように支援する
・子どもが欲しがるとき，母親が飲ませたいときには，いつでも授乳できるように支援する
・母親と子どもの状態を把握するとともに，母親の気持ちや感情を受けとめ，あせらず授乳のリズムを確立できるよう支援する
・子どもの発育は出生体重や出生週数，栄養方法，子どもの状態によって変わってくるため，乳幼児身体発育曲線を用い，これまでの発育経過を踏まえるとともに，授乳回数や授乳量，排尿排便の回数や機嫌などの子どもの状態に応じた支援を行う
・できるだけ静かな環境で，適切な子どもの抱き方で，目と目を合わせて，優しく声をかけるなど授乳時の関わりについて支援を行う
・父親や家族などによる授乳への支援が，母親に過度の負担を与えることのないよう，父親や家族などへの情報提供を行う
・体重増加不良などへの専門的支援，子育て世代包括支援センターなどをはじめとする困った時に相談できる場所の紹介や仲間づくり，産後ケア事業などの母子保健事業などを活用し，きめ細かな支援を行うことも考えられる

母乳の場合	育児用ミルクを用いる場合
・出産後はできるだけ早く，母子がふれあって母乳を飲めるように支援する ・子どもが欲しがるサインや，授乳時の抱き方，乳房の含ませ方などについて伝え，適切に授乳できるよう支援する ・母乳が足りているかなどの不安がある場合は，子どもの体重や授乳状況などを把握するとともに，母親の不安を受け止めながら，自信をもって母乳を与えることができるよう支援する	・授乳を通して，母子・親子のスキンシップが図られるよう，しっかり抱いて，優しく声かけを行うなど暖かいふれあいを重視した支援を行う ・子どもの欲しがるサインや，授乳時の抱き方，哺乳瓶の乳首の含ませ方などについて伝え，適切に授乳できるよう支援する ・育児用ミルクの使用方法や飲み残しの取扱などについて，安全に使用できるよう支援する

授乳の進行

母乳の場合・育児用ミルクを用いる場合ともに
・母親などと子どもの状態を把握しながらあせらず授乳のリズムを確立できるよう支援する
・授乳のリズムの確立以降も，母親などがこれまで実践してきた授乳・育児が継続できるように支援する

母乳の場合	育児用ミルクを用いる場合
母乳育児を継続するために，母乳不足感や体重増加不良などへの専門的支援，困った時に相談できる母子保健事業の紹介や仲間づくりなど，社会全体で支援できるようにする	・子どもによって授乳量は異なるので，回数よりも 1 日に飲む量を中心に考えるようにする．そのため，育児用ミルクの授乳では，1 日の目安量に達しなくても子どもが元気で体重が増えているならば心配はない ・授乳量や体重増加不良などへの専門的支援，困った時に相談できる母子保健事業の紹介や仲間づくりなど，社会全体で支援できるようにする

混合栄養の場合は，母乳の場合と育児用ミルクの場合の両方を参考にする．
[授乳・離乳の支援ガイド 2019 より抜粋]

A. 栄養管理プロセス

a. 栄養評価項目の抽出

FH，AD，BD，PD，CH に分けて抽出する（参考例）

FH：食物・栄養に関連した履歴

[母親] 飲酒・喫煙習慣なし（パートナーや家族に喫煙者あり），服薬なし．一部が総合ビタミン・ミネラル剤を摂取している．一部が栄養ドリンクを摂取している．授乳は 1 日 8 〜 12 回程度．すべての者が睡眠不足を訴えている．睡眠時間は細切れ．父母（義父母）がいる家庭は，家事がかなり軽減されているが，自宅で夫と 2 人で育児をしている家庭は，家事は簡易化させている．父母（義父母）がいる家庭は，食事は母（義母）が担当する場合が多く，栄養は比較的十分摂取できている．自宅で夫と二人で育児をしている家庭は，食事（特に昼食）は主食中心で品数は少ない（2 品程度）．母乳がよく出る者は空腹や喉の渇きがあり，1 回に量を食べられない分，頻回に食事やお茶，時間がない時はジュースを飲む．食事時間は，朝は比較的規則正しいが，昼と夜は育児や家事の合間に摂る．
[乳児] 栄養状態良好，完全母乳栄養は全体の約 45%，人工栄養は約 5%，混合栄養は約 50%．服薬なし．

AD：身体計測
［母親］体重は退院時より 1 〜 2 kg 減.
［乳児］体重は正常に増加
BD：生化学データ・臨床検査データ
［母親］尿タンパク（−），尿糖（−），一部に貧血が認められる（ヘモグロビン濃度が 10 g/dL 前後の者が数名）が未治療.
PD：栄養に焦点を当てた身体所見
［母親］精神的に問題なし．だが，「母乳が不足しているようだが，実際に不足しているかどうかわからない」といった不安な声がある.
CH：個人履歴
［母親］平均年齢 29 歳，初産婦が全体の 2/3，経産婦（2 人目）が 1/3 程度. 出産後約 1 か月（産褥期）で基本的に健康に問題がない．子宮復古良好，悪露正常，乳房の状態良好，血圧正常．実家に帰省して父母（義父母）と育児をしている者が約 4 割，自宅で父母（義父母）や夫と育児をしている者が約 4 割，自宅で夫と 2 人で育児をしている者が約 2 割．上の子どもがいる者は自宅で父母（義父母）や夫とともに育児をしているパターンが多い．現在は全員が働いていない．出産前の就業状態は約 8 割が何らかの形で働いていたが，現在休職中の者が約 6 割（出産を期に離職したものも含める），専従の仕事を持ち育児休業中が約 4 割.

b. 主観的情報と客観的情報に分ける

c. 栄養評価と栄養診断

　行動変容ステージの評価，エネルギー摂取量と栄養素摂取量の過不足の評価，客観的情報からの課題抽出，栄養診断と栄養診断報告（PES）文の作成

d. 栄養介入計画の作成

e. 栄養介入の実施

①栄養治療計画（Rx）の具体的内容

　栄養量の設定，食品構成の作成，食品構成に基づいた献立の作成

②栄養教育計画（Ex）の具体的内容

　食生活の方針および留意点，目標の設定

f. 栄養管理計画書の作成（SOAP 様式）

事例 6 の栄養評価，栄養診断，具体的な介入計画を作成し，栄養管理プロセスを演習する．**共通ワークシート**を使って作成する．

【事例 6】

対象：4 か月の乳児を持つ授乳婦およびその家族．

[母親] 平均年齢は 31 歳，初産婦が 2/3，経産婦（2 人目以降）が 1/3 程度．出産後約 4 か月で基本的に健康に問題はないが，一部の者で貧血が見られる（経過観察中）．体重は出産時より 3〜5 kg 減少．基本的に飲酒習慣はないが，今まで 2〜3 回家族とともに飲酒をした経験のある者が数名いる（ビールコップ 1 杯程度）．喫煙習慣なし（パートナーや家族に喫煙者あり）．服薬なし．一部が総合ビタミン・ミネラル剤や健康食品（母乳がよく出ると謳われるお茶）を摂取している．

[乳児] 体重は正常に増加．栄養状態は良好．栄養法は，完全母乳栄養が約 50%，混合栄養が約 50%．服薬なし．

経緯・生活状況等：授乳は 8 割の授乳婦が定期的になり時間に余裕ができてきた一方，父母（義父母）によるサポートがなくなり，家事を自分でしている．日中に買い物がてら乳児をベビーカーに乗せて散歩に行くなどもしている．夫は働いており，帰宅は夜 8 時〜10 時ごろである．上の子どもがいる者は乳児に加え，上の子どもの世話もしている．上の子どもが保育園や幼稚園に通っている者は，朝夕に園までの送り迎えを徒歩でしている．通っていない者は，子どもに合わせて午前中に 1 時間程度，公園で一緒に遊んでいる．

生活は規則的になり，朝起きて夜は眠る生活であるが，夜中も 3〜4 回は起きて授乳しなければならず，日中時間の空いた時に睡眠を取っている．現在は全員働いていない．

食事時間は比較的規則正しい．食事内容については，朝食は主食（パンやごはん）と飲み物程度で昼食との間に間食を食べるパターンが多い．昼は主食が中心でごはんをどんぶり 1 杯程度食べる．おかずは朝食の残りや簡単に食べられる納豆や漬物，買ってきた惣菜などで済ますことが多い．昼食と夕食の間に間食を食べる．夜は主食，主菜，副菜をしっかり食べている者が多い．間食はヨーグルトなどの乳製品や菓子類を食べる者が多く（簡単につまめるので），果物を食べる習慣のある者は少ない．夜中の授乳時に空腹を訴え，市販のパンや夕食の残り，おにぎりなどを食べる者が約半数いる．1 日を通してよくのどが乾くので，お茶やジュース（100%果汁や野菜と果汁で 100%のもの）をよく飲んでいる．来月ころから離乳食を開始する予定であり，食事には興味がある．

[食事調査から算出した栄養素摂取量] エネルギー 約 2,800 kcal，タンパク質 約 100 g（14.2% E），脂質 約 60 g（19.3% E），炭水化物 66.5% E，ビタミン A 約 500 µgRAE，ビタミン B_1 約 1.0 mg，ビタミン B_2 約 1.4 mg，ビタミン C 約 130 mg，鉄 9.5 mg，カルシウム 530 mg，食物繊維 18 g，食塩 約 11 g．

8. 新生児・乳児期の栄養管理

8.1 事例を基にした栄養管理演習【個人】

課題 18 乳児における栄養管理（授乳期，4か月児）

　事例7の栄養評価，栄養診断，具体的な栄養介入計画を作成し，栄養管理プロセスを**共通ワークシート**を使って演習する．ここでは a. 栄養評価項目の抽出の FH，AD，BD，PD，CH に分けて抽出までを参考例として示した．

【事例7】
4か月，男児　家族構成：父30歳，母28歳　　既往歴：なし 身長 63.0 cm（出生時 48.0 cm，1か月 54.0 cm，2か月 57.2 cm，3か月 60.0 cm），体重 6,320 g（出生時 3,226 g，1か月 4,182 g，2か月 4,724 g，3か月 5,240 g） 身長と体重の推移は発育曲線のプロットを参照（図8.1）．カウプ指数　15.9 経緯・生活状況等：授乳間隔はだいたい3～4時間で安定してきた．夜間の授乳がなくなり，母親の身体が楽になった．母乳の飲みにムラがあり，授乳時間が30分以上かかり，乳児がなかなか乳房を離さない．授乳しても1時間ほどでまた欲しがって泣きだす．体重が増えなくなってきたのが心配．1日6回，サラサラとした尿を排泄．便秘気味，ぐずつく．首が据わり始めて表情も少しずつ豊かになってきた．体全体を動かすことを楽しんだり，おもちゃをしばらく持っていられるようになった．父親は会社員で喫煙者．家ではベランダで喫煙．母親は中学校教員．現在産休中．第1子．授乳と家事に追われている．育児など相談する相手がいない．現在食生活について何か改善したいと考えておられますか？　の問いには，「今は全く考えていない」との返答であった． [哺乳記録] 6時 150 mL，10時 140 mL，14時 160 mL，18時 120 mL，22時 130 mL，合計 700 mL 哺乳記録から 455 kcal，タンパク質 7.7 g，脂質 24.5 g，ビタミンA 322 μgRAE，ビタミンB$_1$ 0.1 mg，ビタミンB$_2$ 0.2 mg，ビタミンC 35 mg，カルシウム 189 mg，鉄 0.3 mg

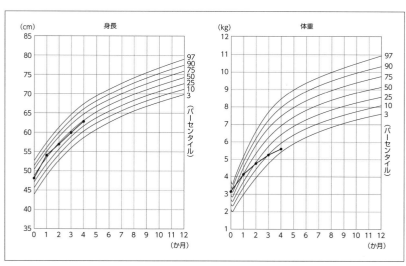

図8.1　対象乳児の身体発育曲線

表 8.1 成熟乳と調製粉乳の栄養素量

	成熟乳（100 g ＝ 98.3 mL）	市販の乳児用調製粉乳
エネルギー	65 kcal	66 〜 68 kcal
タンパク質	1.1 g	1.5 〜 1.6 g
脂質	3.5 g （48.5%エネルギー）	5.2 〜 5.4 g （68.8 〜 73.6%エネルギー）
ビタミン A	46 μg RAE	52 〜 58 μg RAE
ビタミン B$_1$	0.01 mg	0.07 〜 0.12 mg
ビタミン B$_2$	0.03 mg	0.05 〜 0.11 mg
ビタミン C	5 mg	7 〜 9 mg
カルシウム	27 mg	45 〜 50 mg
鉄	0.04 mg	0.77 〜 1.01 mg

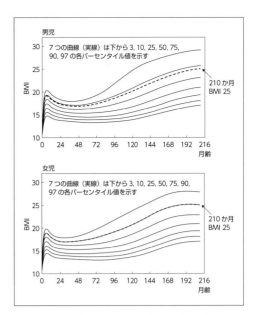

図 8.2　月齢別 BMI パーセンタイル曲線（平成 12 年乳幼児身体発育調査値，2000）

　母乳（成熟乳）と調整粉乳の栄養素量を表 8.1 に示す．乳児の栄養評価にはこれまでカウプ指数がよく用いられてきたが，身体発育曲線を使って成長の程度から評価するのが一般的である．カウプ指数は乳幼児の BMI にあたり，月齢・年齢とともに大きく変動する．栄養評価にカウプ指数を用いる場合は，月齢別 BMI パーセンタイル（平成 12 年乳幼児身体発育調査値，2000，図 8.2，表 8.2）を参照する．

表 8.2　月齢別 BMI パーセンタイル表（平成 12 年乳幼児身体発育調査値，2000）12 月齢まで

男児	BMI　パーセンタイル						
月齢	3	10	25	50	75	90	97
0	10.54	11.19	11.86	12.62	13.40	14.12	14.84
1	12.32	13.06	13.84	14.71	15.61	16.44	17.28
2	13.44	14.24	15.07	16.01	16.98	17.87	18.77
3	14.08	14.90	15.75	16.72	17.73	18.65	19.59
4	14.48	15.30	16.16	17.15	18.17	19.11	20.06
5	14.69	15.51	16.37	17.36	18.38	19.33	20.29
6	14.76	15.58	16.43	17.41	18.42	19.36	20.32
7	14.74	15.53	16.37	17.34	18.34	19.27	20.22
8	14.65	15.43	16.25	17.20	18.18	19.10	20.04
9	14.54	15.30	16.11	17.04	18.00	18.91	19.83
10	14.45	15.20	15.99	16.90	17.85	18.74	19.65
11	14.37	15.10	15.87	16.77	17.71	18.59	19.49
12	14.29	15.01	15.77	16.65	17.58	18.45	19.34

女子	BMI　パーセンタイル						
月齢	3	10	25	50	75	90	97
0	10.50	11.15	11.82	12.57	13.33	14.02	14.71
1	12.04	12.77	13.52	14.37	15.23	16.01	16.79
2	13.07	13.85	14.66	15.56	16.49	17.33	18.18
3	13.71	14.52	15.35	16.29	17.25	18.13	19.01
4	14.12	14.94	15.79	16.74	17.72	18.62	19.51
5	14.35	15.17	16.02	16.98	17.96	18.87	19.77
6	14.44	15.25	16.09	17.05	18.03	18.93	19.84
7	14.42	15.21	16.04	16.99	17.96	18.86	19.76
8	14.32	15.11	15.92	16.85	17.81	18.69	19.59
9	14.20	14.96	15.76	16.68	17.62	18.49	19.37
10	14.07	14.82	15.61	16.51	17.43	18.29	19.16
11	13.96	14.70	15.47	16.35	17.27	18.12	18.98
12	13.86	14.59	15.34	16.21	17.12	17.96	18.81

A. 栄養管理プロセス

a. 栄養評価項目の抽出

FH，AD，BD，PD，CH に分けて抽出する（参考例）

FH：食物・栄養に関連した履歴
母乳の飲みにムラがある． 授乳時間が長い．授乳しても 1 時間ほどでまた欲しがって泣きだす． 体重の増加が緩やか． 哺乳記録から，1 日約 700 mL，455 kcal，タンパク質 7.7 g，脂質 24.5 g，ビタミン A 322 μgRAE，ビタミン B$_1$ 0.1 mg，ビタミン B$_2$ 0.2 mg，ビタミン C 35 mg，カルシウム 189 mg，鉄 0.3 mg

AD：身体計測
身長 63.0 cm（出生時 48.0 cm，1 か月 54.0 cm，2 か月 57.2 cm，3 か月 60.0 cm），体重 6320 g（出生時 3226 g，1 か月 4182 g，2 か月 4724 g，3 か月 5240 g）．カウプ指数 15.9 乳児身体発育曲線より，4 か月時の身長 25 ～ 50 パーセンタイル値，体重 3 ～ 10 パーセンタイル値．身長は生まれた時から現在まで 25 ～ 50 パーセンタイル値を推移．体重は 1 か月以降，基準線を下方に横切って推移している（図 8.1）．

BD：生化学データ・臨床検査データ
特になし

PD：栄養に焦点を当てた身体所見
やせぎみ．首が据わり始めて表情も少しずつ豊かになってきた．体全体を動かすことを楽しむ，おもちゃをしばらく持っていられるようになった． 1 日 6 回，サラサラとした尿を排泄．便秘気味．

CH：個人履歴
4 か月，男児 家族構成：父 30 歳（会社員で喫煙者），母 28 歳（中学校教員．現在産休中．第 1 子）育児などを相談する相手がいない． 既往歴：なし

b. 主観的情報と客観的情報に分ける

c. 栄養評価と栄養診断

行動変容ステージの評価（この事例では保護者について），エネルギー摂取量と栄養素摂取量の過不足の評価，客観的情報からの課題抽出，栄養診断と栄養診断報告（PES）文の作成

d. 栄養介入計画の作成

e. 栄養介入の実施

①栄養治療計画（Rx）の具体的内容

栄養量の設定

②栄養教育計画（Ex）の具体的内容

食生活の方針および留意点，目標の設定

f. 栄養管理計画書の作成（SOAP 様式）

事例 8 の栄養評価，栄養診断，具体的な栄養介入計画を作成し，栄養管理プロセスを演習する．**共通ワークシート**を使って作成する．

【事例 8】

生後 16 日，女児

家族構成：父 38 歳，母 38 歳　　既往歴：なし

身長 49.3 cm，体重出生時：3192 g，2 日：3024 g，4 日：3122 g，7 日：3176 g，9 日：3200 g，16 日：3510 g，胸囲 31.5 cm，頭囲 33.5 cm

経緯・生活状況等：病院にて正常分娩．高年齢出産．初産．出産 1 週間後に退院．

母親は祖父母やヘルパーなどの援助なく自宅で一人育児のため不安が多い．家事は一部父親も担当している．母親は睡眠不足であり夜中の授乳が大変と感じている．哺乳後に吐乳を起こし，病院で授乳の指導を受けたが自信がない．哺乳記録を表 8.3 に示す．

入院中，母親の尿検査（タンパク質，糖，潜血，ケトン体）異常なし

生後 4 日に新生児マス・スクリーニングを実施したが問題なし．生後 3 日に下血がありアプト試験を実施し，新生児の消化管出血（新生児ビタミン K 欠乏性出血症）と判明，ビタミン K_2 製剤の静注を受けた．

表 8.3　哺乳記録

日数	1 回の哺乳量（g）	間隔	回数	1 日の総量（g）
生後 1 日目	0 〜 16	約 3 時間	6	〜 60
2 日目	10 〜 20	3 時間	8	90
3 日目	20 〜 30	3 時間	8	150
4 日目	30 〜 40	3 時間	8	220
5 日目	40 〜 50	3 時間	8	270
6 日目	50 〜 60	3 時間	8	320
7 日目　退院	60 〜 70	3 時間	8	400
8 日目	70 〜 80	3 〜 4 時間	6	450
9 日目	80 〜 90	3 〜 4 時間	8	520
10 日目	90 〜 100	3 時間	8	580
11 〜 14 日目	100 〜 110	3 時間	8	630
15 〜 16 日目	110 〜 150	6 時間	5	600

　母乳の哺乳量の測定は，乳を飲ませる直前に乳児の体重を計り，飲んだ後また体重を計って値を算出する．乳児に期待される体重増加量は 0 〜 3 か月は 25 〜 30 g/日，3 〜 6 か月は 15 〜 20 g/日，6 〜 12 か月は 10 〜 15 g/日と時期により異なる．1 日の体重増加が 25 g 未満であれば，授乳回数，授乳時間が十分か，抱き方含ませ方が適切かなどを評価する．2012 年からの母子健康手帳には，2010（平成 22）年の乳幼児身体発育調査による乳幼児身体発育曲線が掲載されている．一方，乳幼児の身体発育や栄養状態の評価，医学的診断については，関係学会の見解などを踏まえ，2000（平成 12）年の調査結果を用いることとされている（乳幼児身体発育評価マニュアル，平成 24 年，厚労省科研費指定研究班作成）．

乳児における栄養管理（フェニルケトン尿症，4か月児）

　事例9の栄養評価，栄養診断，具体的な栄養介入計画を作成し，栄養管理プロセスを演習する．資料（表8.4，表8.5）を参考に，**共通ワークシート**を使って作成する．ここでは a. 栄養評価項目の抽出の FH，AD，BD，PD，CH に分けて抽出までを参考例として示した．

【事例9】

生後4か月，女児

家族構成：父28歳，母24歳，兄2歳

身長　59.0 cm（出生時 47.0 cm，1か月 51.1 cm，2か月 53.4 cm，3か月 56.4 cm），体重 6.03 kg（出生時 3.08 kg，1か月 3.92 kg，2か月 4.75 kg，3か月 5.36 kg）．身長と体重の推移は乳児身体発育曲線のプロットを参照（図8.3）．カウプ指数 17.2．

経緯・生活状況等：生後4日にマス・スクリーニング（タンデムマス法）を受けた．フェニルケトン尿症（アミノ酸代謝異常の一種）の疑いが見つけられた．直ちにフェニルアラニン除去ミルクを与え，発症前から治療を開始した．生後4か月の血中フェニルアラニン値は 3.5 mg/dL（乳児期から幼児期前半まで，2～4 mg/dL が目標維持範囲）．

けいれん，赤毛，色白，湿疹の症状は見られない．

母親は，生後5，6か月から始める離乳食について心配している．

朝6時に授乳．寝る．父親が兄を保育園へ．9時に起床 10時に授乳．あやしながら家事に従事．14時に授乳．寝る．17時に起きる．18時に授乳．20時入浴．22時に授乳，23時に就寝．

［食事記録（哺乳量）］6時　乳児用調整粉乳 180 mL，10時　フェニルアラニン除去ミルク 180 mL，14時　乳児用調整粉乳 200 mL，18時　フェニルアラニン除去ミルク 200 mL，22時　乳児用調整粉乳 180 mL．

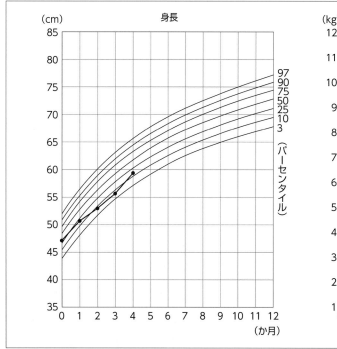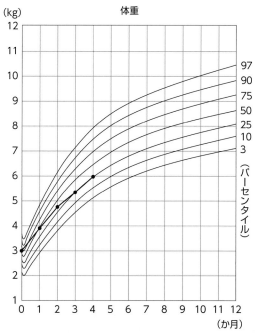

図8.3　対象乳児の身体発育曲線

表 8.4　先天性代謝異常症治療のための特殊ミルク

おもな疾患名	おもな検査項目	医薬品(薬価収載品)	登録品（登録特殊ミルク）	登録外品	市販品
		医療用医薬品（使用には，医師の処方箋が必要）	特殊ミルク共同安全開発委員会により，一定の基準の基に品質や成分，使用方法が検討された品目	乳業会社の負担により製造されている．一定の基準の基に品質や成分，使用方法が検討された品目	乳業会社により販売されている
フェニルケトン尿症（PKU） 高フェニルアラニン血症	フェニルアラニン（Phe）	フェニルアラニン除去ミルク配合散「雪印」	雪印フェニルアラニン無添加総合アミノ酸末（A-1） 森永低フェニルアラニンペプチド（MP-11）	（該当なし）	（該当なし）
ホモシスチン尿症	メチオニン（Met）	（該当なし）	雪印メチオニン除去粉乳（S-26）	（該当なし）	（該当なし）
メープルシロップ尿症（MSUD）	ロイシン（Leu） イソロイシン（Ile） バリン（Val）	ロイシン・イソロイシン・バリン除去ミルク配合散「雪印」	（該当なし）	（該当なし）	（該当なし）
ガラクトース血症	ガラクトース（Gal）	（該当なし）	明治ガラクトース除去フォーミュラ（110） 森永無乳糖乳（MC-2）	（該当なし）	明治ラクトレス 森永ノンラクト 和光堂ボンラクト

表 8.5　年齢別フェニルアラニン摂取量のめやす

	1 日に摂取できるフェニルアラニン（mg/kg/日）
0〜3 か月	70〜50
3〜6 か月	60〜40
6〜12 か月	50〜30
1〜2 歳	40〜20
2〜3 歳	35〜20
3 歳以降	35〜15

[日本先天代謝異常学会，新生児マススクリーニング対象疾患等診療ガイドライン 2015]

A. 栄養管理プロセス

a. 栄養評価項目の抽出

① FH，AD，BD，PD，CH に分けて抽出する（参考例）

FH：食物・栄養に関連した履歴

生後 4 日のマス・スクリーニングでフェニルケトン尿症の疑いと診断．

直ちにフェニルアラニン除去ミルクを与え，発病前から治療を開始した．

現在フェニルアラニン除去ミルクと調整粉乳を併用．

母親は，生後 5，6 か月から始める離乳食について心配している．

朝 6 時に授乳．寝る．父親が兄を保育園へ．9 時に起床 10 時に授乳．あやしながら家事に従事．14 時に授乳．寝る．17 時に起きる．18 時に授乳．20 時入浴．22 時に授乳，23 時に就寝．

[食事記録（哺乳量）]

6 時 乳児用調整粉乳 180 mL，10 時 フェニルアラニン除去ミルク 180 mL，14 時 乳児用調整粉乳 200 mL，18 時 フェニルアラニン除去ミルク 200 mL，22 時 乳児用調整粉乳 180 mL．

哺乳記録から．約 566 kcal（6 時 106 kcal，10 時 112 kcal，14 時 118 kcal，18 時 124 kcal，22 時 106 kcal）．タンパク質 14.8 g，脂質 22.3 g，ビタミン A 260 μgRAE，ビタミン B₁ 0.26 mg，ビタミン B₂ 0.44 mg，ビタミン C 39 mg，カルシウム 404 mg，鉄 7.5 mg，フェニルアラニン 238 mg

AD：身体計測
身長　59.0 cm（出生時 47.0 cm，1 か月 51.1 cm，2 か月 53.4 cm，3 か月 56.4 cm），体重 6.03 kg（出生時 3.08 kg，1 か月 3.92 kg，2 か月 4.75 kg，3 か月 5.36 kg）身体発育曲線を用いたところ，身長：どの月齢でも 10 ～ 25 パーセンタイル値，体重：出生時 50 パーセンタイル値，1 か月 25 ～ 50 パーセンタイル値，2 か月 25 ～ 50 パーセンタイル値，3 か月 25 パーセンタイル値，4 か月 25 パーセンタイル値．カウプ指数　17.2
BD：生化学データ・臨床検査データ
生後 4 か月時，血中フェニルアラニン値 3.5 mg/dL
PD：栄養に焦点を当てた身体所見
けいれん，赤毛，色白，湿疹の症状は見られない．
CH：個人履歴
生後 4 か月，女児，フェニルケトン尿症疑い． 家族構成：父 28 歳，母 24 歳，兄 2 歳

b. 主観的情報と客観的情報に分ける

c. 栄養評価と栄養診断

　行動変容ステージの評価（この事例では保護者について），エネルギー摂取量と栄養素摂取量の過不足の評価，客観的情報からの課題抽出，栄養診断と栄養診断報告（PES）文の作成

d. 栄養介入計画の作成

e. 栄養介入の実施

①栄養治療計画（Rx）の具体的内容

　栄養量の設定，食品構成の作成，食品構成に基づいた献立の作成

②栄養教育計画（Ex）の具体的内容

　食生活の方針および留意点，目標の設定

f. 栄養管理計画書の作成（SOAP 様式）

　事例 10 の栄養評価，栄養診断，具体的な栄養介入計画を作成し，栄養管理プロセスを演習する．**共通ワークシート**を使って作成する．ここでは a. 栄養評価項目の抽出の FH，AD，BD，PD，CH に分けて抽出までを参考例として示した．

【事例 10】

11 か月，男児

家族構成：祖母 60 歳，父 28 歳，母 28 歳，姉 4 歳　　既往歴：特になし．

身長：73.0 cm（0 か月 50.3 cm，1 か月 55.6 cm，3 か月 63.2 cm，6 か月 68.7 cm，10 か月 72.3 cm），体重：10.5 kg（0 か月 3.12 kg，1 か月 4.56 kg，3 か月 7.14 kg，6 か月 9.15 kg，10 か月 10.01 kg）．身長と体重の推移は発育曲線のプロットを参照（図 8.4）．カウプ指数　19.7

経緯・生活状況：10 か月検診で太りすぎと言われ，食事や体を動かすように気をつけている．7 時に起床．8 時家族と一緒に食事．姉が幼稚園に行き，母親が午前中パートに行っている間は祖母と留守番．母親が仕事から戻って 13 時頃に昼食．14 時から 16 時頃まで昼寝．寝起きはぐずつき，おやつを食べさせた後，室内で遊ばせる．19 時頃に夕食を済ませる．20 時過ぎに父親が帰宅し，夕食を食べる時に一緒に少し食べる．21 時頃就寝する．母親が留守の時に祖母からお菓子をもらって食べている．ジュースを好んで飲む．ご飯よりもパンを好み，食パンよりも味付きパンを好む．お菓子も甘味の強いものを好み，果物はバナナを好む．肉を好み，野菜を残す．睡眠時間 14 時間．つたい歩きをする．体を動かすことが好きでなく，部屋の中でおもちゃを使って遊ぶ．

[食事記録]

朝食（8 時）：ご飯 1 杯，みそ汁，炒り卵，小松菜のあえもの

間食（10 時）：ミックスジュース 1 杯，クッキー

昼食（13 時）：レーズンパン（小 1 個），ホットミルク 100 mL，ほうれん草とソーセージ（1/2 本）炒め

間食（16 時）：あんぱん（小 1 個），ジュース 1 杯

夕食（19 時）：ご飯 1 杯，野菜炒め，ミートボール

就寝前（20 時）：ミートボール，ホットミルク 80 mL

食事記録から　エネルギー摂取 950 kcal，タンパク質 28.3 g，脂質 30.9%エネルギー，ビタミン A 340 μgRAE，ビタミン B$_1$ 0.2 mg，ビタミン B$_2$ 0.4 mg，ビタミン C 28 mg，カルシウム 480 mg，鉄 8.0 mg．

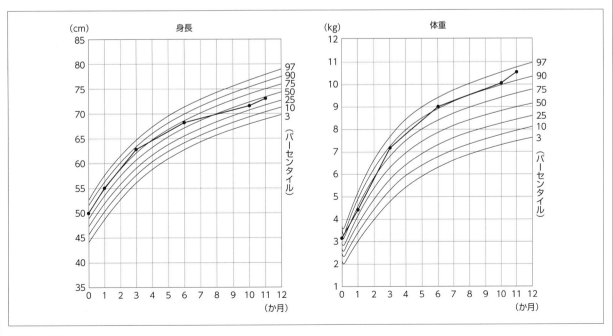

図 8.4　対象幼児の身体発育曲線

A. 栄養管理プロセス

a. 栄養評価項目の抽出

FH，AD，BD，PD，CH に分けて抽出する（参考例）

FH：食物・栄養に関連した履歴
10 か月検診で太りすぎと言われ，食事や体を動かすように気をつけている. 祖母からお菓子をもらって食べている．ジュースを好む．ご飯よりもパンを好み，食パンよりも味付きパンを好む．夕食とは別に父親の食事時に少し食べる．お菓子も甘味の強いものを好み，果物はバナナを好む．肉を好み野菜を残す．加熱した牛乳を飲む. [食事記録] 朝食（8 時）：ご飯 1 杯，みそ汁，炒り卵，小松菜のあえもの 間食（10 時）：ミックスジュース 1 杯，クッキー 昼食（13 時）：レーズンパン（小 1 個），ホットミルク 100 mL，ほうれん草とソーセージ（1/2 本）炒め 間食（16 時）：あんぱん（小 1 個），ジュース 1 杯 夕食（19 時）：ご飯 1 杯，野菜炒め，ミートボール 就寝前（20 時）：ミートボール，ホットミルク 80 mL エネルギー摂取 950 kcal，タンパク質 28.3 g，脂質 30.9%エネルギー，ビタミン A 340 μgRAE，ビタミン B_1 0.2 mg，ビタミン B_2 0.4 mg，ビタミン C 28 mg，カルシウム 480 mg，鉄 8.0 mg.

AD：身体計測
身長：73.0 cm（出生時 50.3 cm，1 か月 55.6 cm，3 か月 63.2 cm，6 か月 68.7 cm，10 か月 72.3 cm），体重：10.5 kg（0 か月 3.12 kg，1 か月 4.56 kg，3 か月 7.14 kg，6 か月 9.15 kg，10 か月 10.01 kg），身体発育曲線より身長 25 ～ 50 パーセンタイル値，体重 90 ～ 97 パーセンタイル値を示している．カウプ指数 19.7

BD：生化学データ・臨床検査データ
特になし

PD：栄養に焦点を当てた身体所見
つたい歩きをする．体を動かすことが好きでなく，部屋の中でおもちゃを使って遊ぶ．太りぎみ.

CH：個人履歴
11 か月，男児 家族構成：祖母 60 歳，父 28 歳，母 28 歳，姉 4 歳 既往歴：特になし

b. 主観的情報と客観的情報に分ける

c. 栄養評価と栄養診断

　行動変容ステージの評価（この事例では保護者について），エネルギー摂取量と栄養素摂取量の過不足の評価，客観的情報からの課題抽出，栄養診断と栄養診断報告（PES）文の作成

d. 栄養介入計画の作成

e. 栄養介入の実施

①栄養治療計画（Rx）の具体的内容

　栄養量の設定，食品構成の作成，食品構成に基づいた献立の作成

②栄養教育計画（Ex）の具体的内容

　食生活の方針および留意点，目標の設定

f. 栄養管理計画書の作成（SOAP 様式）

　事例11の栄養評価，栄養診断，具体的な栄養介入計画を作成し，栄養管理プロセスを演習する．**共通ワークシート**を使って作成する．ここでは a. 栄養評価項目の抽出の FH，AD，BD，PD，CH に分けて抽出までを参考例として示した．

【事例11】

生後10か月，女児

家族構成：父29歳，母25歳，兄3歳　　既往歴：フェニルケトン尿症の疑い

身長　71.9 cm，体重 8.52 kg（出生時　身長48.3 cm，体重3.01 kg，4か月　身長59.4 cm，体重6.02 kg）．身長と体重の推移は乳児身体発育曲線のプロットを参照（図8.5）．10か月の体重・身長とも50～75パーセンタイル値を示す．カウプ指数　16.4．

経緯・生活状況等：新生児検診の際，マス・スクリーニングでフェニルケトン尿症の疑いが見つけられた．フェニルアラニン除去ミルクと人工乳により血中フェニルアラニン値を2～4 mg/dL の間に保っている．生後6か月から離乳食を開始し，フェニルアラニン含量の少ない食品を選んで調理している．食材が偏ってしまい，調理にもあまり関心がないので献立に困っている．

7時30分起床，8時に授乳，おもちゃで遊ぶ．12時に授乳．昼寝2時間．15時にすりりんごを食べる．18時授乳．19時半入浴．21時就寝．ハイハイやつかまり立ちをする．睡眠時間：12.5時間．母親の後追いをする．知能障害，けいれん，赤毛，色白，湿疹の症状は見られない．

［食事記録］

朝食（8時）：フェニルアラニン除去ミルク 30 g，調整粉乳 12 g

昼食（12時）：フェニルアラニン除去ミルク 30 g，調整粉乳 12 g，かぼちゃのマッシュ

間食（15時）：すりりんご

夕食（18時）：フェニルアラニン除去ミルク 30 g，調整粉乳 12 g

就寝前（21時）：フェニルアラニン除去ミルク 30 g，調整粉乳 12 g

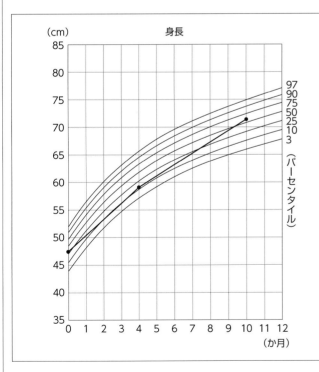
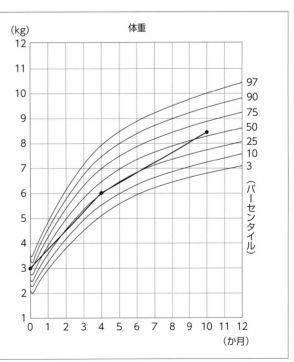

図8.5　対象乳児の身体発育曲線

A. 栄養管理プロセス

a. 栄養評価項目の抽出

FH，AD，BD，PD，CH に分けて抽出する（参考例）

FH：食物・栄養に関連した履歴
フェニルアラニン除去ミルクと人工乳により血中フェニルアラニン値を 2 ～ 4 mg/dL の間に保っている．生後 6 か月から離乳食を開始し，フェニルアラニン含量の少ない食品を選んで調理している． 食事記録から 約797 kcal．タンパク質 22.9 g，脂質 33.2 g，ビタミン A 193 μgRAE，ビタミン B₁ 0.3 mg，ビタミン B₂ 0.4 mg，ビタミン C 40 mg，カルシウム 200 mg，鉄 3.5 mg，フェニルアラニン 177 mg．
AD：身体計測
身長 71.9 cm，体重 8.52 kg（出生時 身長48.3 cm，体重3.01 kg，4 か月 身長59.4 cm，体重6.02 kg）乳児身体発育曲線に沿って増加している．10 か月の体重，身長とも 50 ～ 75 パーセンタイル値を示す．カウプ指数 16.4
BD：生化学データ・臨床検査データ
血中フェニルアラニン値 2 ～ 4 mg/dL（120 ～ 240 μmol/L）
PD：栄養に焦点を当てた身体所見
フェニルアラニン除去ミルクと人工乳に加え，生後 6 か月から離乳食を開始しているが，順調に体重が増加している．
CH：個人履歴
生後 10 か月，女児 家族構成：父 29 歳，母 25 歳，兄 3 歳 既往歴：フェニルケトン尿症の疑い フェニルアラニン除去ミルクと人工乳により血中フェニルアラニン値を 2 ～ 4 mg/dL の間に保っている．生後 6 か月から離乳食を開始し，フェニルアラニン含量の少ない食品を選んで調理している．食材が偏ってしまい，調理にもあまり関心がないので献立に困っている． ハイハイやつかまり立ちをする．睡眠時間：12.5 時間 母親の後追いをする．知能障害，けいれん，赤毛，色白，湿疹の症状は見られない．

b. 主観的情報と客観的情報に分ける

c. 栄養評価と栄養診断

行動変容ステージの評価（この事例では保護者について），エネルギー摂取量と栄養素摂取量の過不足の評価，客観的情報からの課題抽出，栄養診断と栄養診断報告（PES）文の作成

d. 栄養介入計画の作成

e. 栄養介入の実施

①栄養治療計画（Rx）の具体的内容

栄養量の設定，食品構成の作成，食品構成に基づいた献立の作成

②栄養教育計画（Ex）の具体的内容

食生活の方針および留意点，目標の設定

f. 栄養管理計画書の作成（SOAP 様式）

　事例12の栄養評価，栄養診断，具体的な栄養介入計画を作成し，栄養管理プロセスを演習する．**共通ワークシート**を使って作成する．ここでは a. 栄養評価項目の抽出の FH，AD，BD，PD，CH に分けて抽出までを参考例として示した．

【事例12】

1歳6か月，男児

家族構成：父38歳，母36歳　　既往歴：低体重児

身長：78.8 cm（0か月 50.5 cm，1か月 55.3 cm，3か月 63.8 cm，6か月 68.6 cm，10か月 72.5 cm，12か月 74.6 cm），体重：9.01 kg（0か月 2.43 kg，1か月 3.75 kg，3か月 6.16 kg，6か月 7.42 kg，10か月 8.17 kg，12か月 8.44 kg），身長と体重の推移は発育曲線のプロットを参照（図8.6），カウプ指数　14.5

経緯・生活状況等：高齢初産婦，低体重（2.43 kg）で出産．母親は食品会社で事務を担当，現在育児休業中であり，次月より職場復帰予定である．0～5か月までは母乳で育て，6か月から離乳食を始めた．スキンシップを心がけている．6時30分に起床．7時に朝食．8時に保育園に登園．10時におやつをとった後，公園に他の園児らと散歩に行く．12時に昼食．野菜が嫌いで残す．13時から15時まで昼寝．その後，室内で音楽に合わせて体を動かす．15時30分におやつを食べ，室内で遊ぶ．17時に帰宅．18時30分に夕食．20時に風呂に入り，牛乳を飲む．20時30分就寝．高齢出産で低体重であったためか，同じ月齢の子どもよりやせているのが気になる．睡眠時間12時間．

[食事記録]

朝食：パン，スクランブルエッグ，バナナ，ヨーグルト

おやつ：牛乳 100 mL，クッキー

昼食：うどん（鶏肉，小松菜，卵（1/2個））小松菜は残す

夕食：おにぎり，鮭のホイル焼き，ほうれん草のソテー

就寝前：牛乳 100 mL

食事記録から　エネルギー摂取 728 kcal，タンパク質 20 g，脂質 25 g（30.9%エネルギー），炭水化物 106 g（58.1%エネルギー），ビタミンA 324 µgRAE，ビタミンB$_1$ 0.4 mg，ビタミンB$_2$ 0.6 mg，ビタミンC 32 mg，カルシウム 406 mg，鉄 4.0 mg．

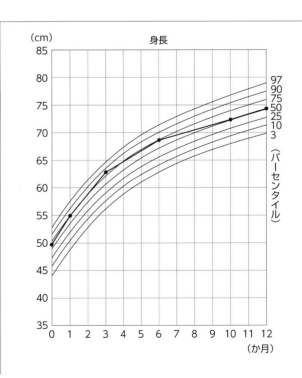
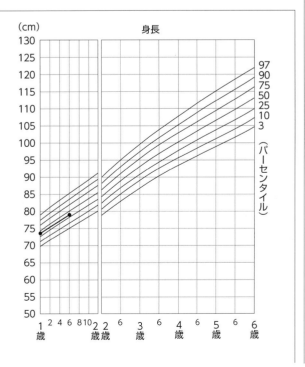

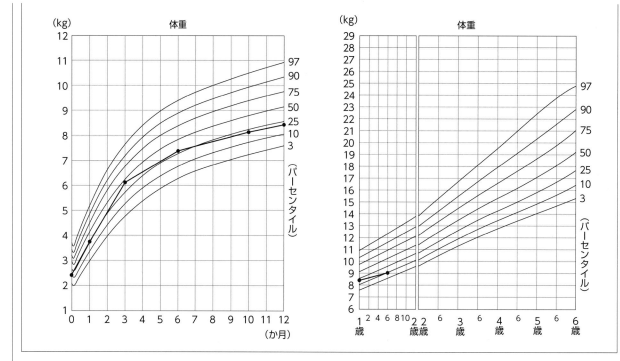

図 8.6　対象幼児の身体発育曲線

A. 栄養管理プロセス

a. 栄養評価項目の抽出

FH，AD，BD，PD，CH に分けて抽出する（参考例）

FH：食物・栄養に関連した履歴
0 〜 5 か月までは母乳で育て，6 か月から離乳食を始めた．保育園での食事（特に野菜）を残す．母親は，高齢出産で低体重であったためか同じ月齢の子どもよりやせていると気にしている．
［食事記録］朝食（7 時）：パン，スクランブルエッグ，バナナ，ヨーグルト　おやつ（10 時・15 時半）：牛乳 100 mL，クッキー　昼食（12 時）：うどん（鶏肉，小松菜，卵（1/2 個）小松菜は残す　夕食（18 時半）：おにぎり，鮭のホイル焼き，ほうれん草のソテー　就寝前（20 時）：牛乳 100 mL
食事記録から　エネルギー摂取 728 kcal，タンパク質 20 g，脂質 25 g（30.9％エネルギー），炭水化物 106 g（58.1％エネルギー）ビタミン A 324 μgRAE，ビタミン B$_1$ 0.4 mg，ビタミン B$_2$ 0.6 mg，ビタミン C 32 mg，カルシウム 406 mg，鉄 4.0 mg.
AD：身体計測
身長：78.8 cm（0 か月 50.5 cm，1 か月 55.3 cm，3 か月 63.8 cm，6 か月 68.6 cm，10 か月 72.5 cm，12 か月 74.6 cm），体重：9.01 kg（0 か月 2.43 kg，1 か月 3.75 kg，3 か月 6.16 kg，6 か月 7.42 kg，10 か月 8.17 kg，12 か月 8.44 kg），身長と体重の推移は発育曲線のプロットを参照（図 8.6），カウプ指数　14.5
BD：生化学データ・臨床検査データ
特になし
PD：栄養に焦点を当てた身体所見
母親は，高齢出産で低体重であったためか同じ月齢の子どもよりやせていると気にしている．

CH：個人履歴
1歳6か月，男児 家族構成：父38歳，母36歳 高齢初産婦，低体重（2.43 kg）で出産． 既往歴：低体重児 母親は育児休業中で，次月より職場復帰予定．

b. 主観的情報と客観的情報に分ける

c. 栄養評価と栄養診断

　行動変容ステージの評価，エネルギー摂取量と栄養素摂取量の過不足の評価，客観的情報からの課題抽出，栄養診断と栄養診断報告（PES）文の作成

d. 栄養介入計画の作成

e. 栄養介入の実施

①栄養治療計画（Rx）の具体的内容

　栄養量の設定，食品構成の作成，食品構成に基づいた献立の作成

②栄養教育計画（Ex）の具体的内容

　食生活の方針および留意点，目標の設定

f. 栄養管理計画書の作成（SOAP 様式）

　事例 13 の栄養評価，栄養診断，具体的な栄養介入計画を作成し，栄養管理プロセスを演習する．**共通ワークシート**を使って作成する．ここでは a. 栄養評価項目の抽出の FH，AD，BD，PD，CH に分けて抽出までを参考例として示した．

【事例 13】
11 か月，女児
家族構成：父 33 歳，母 28 歳，姉 4 歳
既往歴：卵白アレルギー（じんましん）
身長 68.4 cm，体重 7.50 kg，カウプ指数 16.2
身長：0 か月 47.0 cm，1 か月 51.2 cm，3 か月 58.1 cm，6 か月 63.3 cm，体重：0 か月 2.86 kg，1 か月 3.73 kg，3 か月 5.30 kg，6 か月 6.62 kg．身長と体重の推移は発育曲線のプロットを参照（図 8.7）．
経緯・生活状況等：両親共働き．姉妹とも同じ保育所に通っている．保育所の 1 歳児クラスに在籍．入所前，離乳食チェックシート（表 8.6）にしたがって保護者と面談を行ったところ，卵アレルギーがみられた．現在，卵除去食を実施している．母親が姉妹で異なる料理を作るのに負担を感じている．さらに「食事をどうしてよいかわからない」と相談があった．父親も子どもの頃食物アレルギー（卵・牛乳）があったとのこと．母親と姉には食物アレルギーはない．卵を食べると皮膚に赤みがあり，湿疹がみられる．検査で卵白アレルギーと医師から診断され，病院に通院中．一人で立て，身体活動の評価は普通．睡眠時間は 12 時間．5 時 40 分起床，6 時授乳，その後寝る．8 時に起きて，9 時に保育所に到着，10 時おやつ，12 時昼食，昼寝．部屋で遊ぶ．15 時に軽食，17 時に帰宅．18 時および 22 時に授乳．20 時入浴．就寝
［食事記録］
6 時：調整ミルク 70 mL
10 時：かゆ，あんかけ豆腐，りんごすり下ろし，調整ミルク 70 mL
12 時：バナナヨーグルト和え

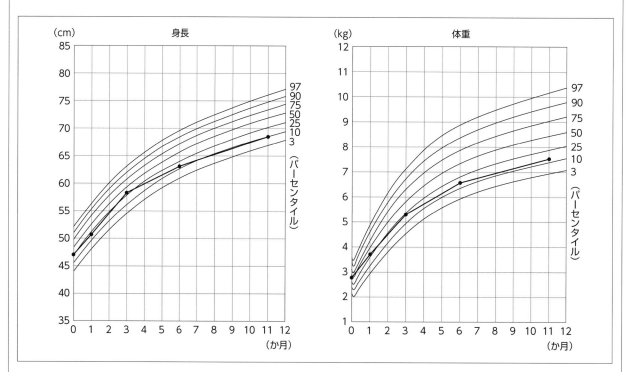

図 8.7　対象乳児の身体発育曲線

15 時：うどん軟らか煮，トマトのあら潰し，調整ミルク 80 mL

18 時および 22 時：調整ミルク 80 mL

食事記録から　エネルギー摂取 540 kcal，タンパク質 18.0 g，脂質 20 g（33.3%エネルギー），ビタミン A 420 μgRAE，ビタミン B$_1$ 0.15 mg，ビタミン B$_2$ 0.35 mg，ビタミン C 30 mg，カルシウム 150 mg，鉄 3.3 mg.

検査データ：Hb：10.7 g/dL．Alb 4.4 g/dL．Total IgE 25.0 U/mL　卵 IgE 38 UA/mL，皮膚プリックテスト：卵白（＋），オボムコイド，牛乳，小麦，大豆（－）

表 8.6　離乳食のチェックシート

☐　離乳食の段階，内容，量を確認する
☐　機嫌，便の状態はよいか
☐　体重増加は適切か
☐　貧血の有無
☐　食物アレルギーの有無　（どんなものですか：　　　　　　　　　　　　　　）
☐　家族がアレルギーを持つ（どなたですか：　　　　　　　　　　　　　　）
（アレルギーは何ですか：　　　　　　　　　　　　　　）
☐　食事中の手の動き，食べ物や食器，スプーンに対する関心の有無
☐　食欲の有無，欲しい物を指したり，要求する
☐　好き嫌いはあるか　（　　　　　　　　　　　　　　　　　　　　　）
☐　食事時間の規則性
☐　生活リズムの規則性
☐　離乳や離乳食について理解している
☐　離乳食の献立や調理法が児の発育にあっている
☐　与える時間，回数，場所，姿勢は適切か
☐　離乳について悩みがないか
☐　手づかみで食べさすことを拒んでいないか
☐　スプーンで食べたがるのを補助しているか
☐　無理に食べさせていないか
☐　ゆったりと，楽しい雰囲気で食べさせているか
☐　育児に疲れていないか

A. 栄養管理プロセス

a. 栄養評価項目の抽出

FH，AD，BD，PD，CH に分けて抽出する（参考例）

FH：食物・栄養に関連した履歴
母親は姉妹で異なる料理を作るのに負担を感じている．さらに「食事をどうしてよいかわからない」と相談があった．卵除去食を実施している．
一人で立て，身体活動の評価は普通．睡眠時間は 12 時間．
［食事記録］
6 時：調整ミルク 70 mL
10 時：かゆ，あんかけ豆腐，りんごすり下ろし，調整ミルク 70 mL
12 時：バナナヨーグルト和え
15 時：うどん軟らか煮，トマトのあら潰し，調整ミルク 80 mL
18 時および 22 時：調整ミルク 80 mL
食事記録から　エネルギー摂取 540 kcal，タンパク質 18.0 g，脂質 20 g（33.3%エネルギー），ビタミン A 420 μgRAE，ビタミン B$_1$ 0.15 mg，ビタミン B$_2$ 0.35 mg，ビタミン C 30 mg，カルシウム 150 mg，鉄 3.3 mg.
AD：身体計測

身長 68.4 cm, 体重 7.50 kg, カウプ指数 16.2. 身長：0 か月 47.0 cm, 1 か月 51.2 cm, 3 か月 58.1 cm, 6 か月 63.3 cm, 体重：0 か月 2.86 kg, 1 か月 3.73 kg, 3 か月 5.30 kg, 6 か月 6.62 kg. 身長と体重の推移は発育曲線のプロットを参照（図 8.7）.
BD：生化学データ・臨床検査データ
Hb：10.7 g/dL, Alb 4.4 g/dL, Total IgE 25.0 U/ml, 卵 IgE 38 UA/ml（＋＋＋） 皮膚プリックテスト：卵白（＋）, オボムコイド, 牛乳, 小麦, 大豆（－）
PD：栄養に焦点を当てた身体所見
卵を食べると皮膚に赤みがあり, 湿疹がみられる.
CH：個人履歴
11 か月, 女児 家族構成：父 33 歳, 母 28 歳, 姉 4 歳 既往歴：卵白アレルギー（じんましん） 検査で卵白アレルギーと医師から診断され, 病院に通院中. 父親 子どもの頃, 卵, 牛乳のアレルギーがあった. 母親 アレルギーなし, 姉 アレルギーなし.

b. 主観的情報と客観的情報に分ける

c. 栄養評価と栄養診断

　行動変容ステージの評価, エネルギー摂取量と栄養素摂取量の過不足の評価, 客観的情報からの課題抽出, 栄養診断と栄養診断報告（PES）文の作成

d. 栄養介入計画の作成

e. 栄養介入の実施

①栄養治療計画（Rx）の具体的内容

　栄養量の設定, 食品構成の作成, 食品構成に基づいた献立の作成

②栄養教育計画（Ex）の具体的内容

　食生活の方針および留意点, 目標の設定

f. 栄養管理計画書の作成（SOAP 様式）

3歳未満児における栄養管理（食物アレルギー：牛乳, 11か月児）

　事例14の栄養評価，栄養診断，具体的な栄養介入計画を作成し，栄養管理プロセスを演習する．**共通ワークシート**を使って作成する．ここではa.栄養評価項目の抽出のFH，AD，BD，PD，CHに分けて抽出までを参考例として示した．

【事例14】

11か月，女児

家族構成：父30歳，母28歳

既往歴：牛乳アレルギー，父親も子どもの頃牛乳アレルギーであった．

体調：牛乳アレルギー（じんましん）

身長68.4cm，体重7.50kg，カウプ指数16.2

身長：0か月 47.0cm，1か月 51.2cm，3か月 58.1cm，6か月 63.3cm，体重：0か月 2.86kg，1か月 3.73kg，3か月 5.30kg，6か月 6.62kg．（図8.8）

Hb：10.5g/dL．Alb 4.2g/dL．Total IgE 20.0U/mL　牛乳IgE 15UA/mL

皮膚プリックテスト：牛乳（+），卵，小麦，大豆（−）

経緯・生活状況等：離乳食は生後6か月から開始．検査で牛乳アレルギーと医師から診断され，病院に通院中．牛乳除去食で対応中．保育園で他の児童の食事を食べようとする．母親はアレルギーへの対応方法を知ることよりも，アレルギーになる不安から牛乳だけでなく卵も除去しようとしている．日中の身体活動レベル：一人で立てる．

睡眠時間12時間，身体活動の評価：普通　5時30分起床，6時授乳，寝る．8時に起きて，9時に保育園に到着，10時おやつ，12時昼食，園庭で遊ぶ．15時に軽食，17時に帰宅．18時および22時に授乳．20時入浴．就寝

[食事記録]

6時：アレルギー用ミルク70mL

10時：かゆ，あんかけ豆腐，りんごすり下ろし，アレルギー用ミルク70mL

12時：バナナ

15時：うどん軟らか煮，トマトのあら潰し，アレルギー用ミルク80mL，18時および22時：アレルギー用ミルク80mL.

食事記録から　エネルギー 540kcal，タンパク質 18.0g，脂質 20g（33.3%エネルギー），カルシウム 150mg，鉄 3.3mg，ビタミンA 420μgRAE，ビタミンB$_1$ 0.15mg，ビタミンB$_2$ 0.35mg，ビタミンC 30mg

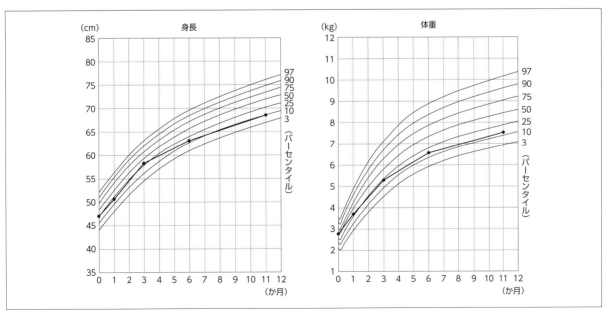

図8.8　対象乳児の身体発育曲線

A. 栄養管理プロセス

a. 栄養評価項目の抽出

FH，AD，BD，PD，CH に分けて抽出する（参考例）

FH：食物・栄養に関連した履歴
離乳食は生後 6 か月から開始．牛乳除去食で対応中．保育園で他の児童の食事を食べようとする．母親はアレルギーへの対応方法を知ることよりも，アレルギーになる不安から牛乳だけでなく卵も除去しようとしている．
睡眠時間 12 時間，身体活動の評価：普通
［食事記録］
6 時：アレルギー用ミルク 70 mL
10 時：かゆ，あんかけ豆腐，りんごすり下ろし，アレルギー用ミルク 70 mL
12 時：バナナ
15 時：うどん軟らか煮，トマトのあら漬し，アレルギー用ミルク 80 mL，
18 時および 22 時：アレルギー用ミルク 80 mL．
食事記録から　エネルギー 540 kcal，タンパク質 18.0 g，脂質 20 g（33.3％エネルギー），カルシウム 150 mg，鉄 3.3 mg，ビタミン A 420 μgRAE，ビタミン B_1 0.15 mg，ビタミン B_2 0.35 mg，ビタミン C 30 mg

AD：身体計測
身長 68.4 cm，体重 7.50 kg，カウプ指数 16.2
身長：0 か月 47.0 cm，1 か月 5.12 cm，3 か月 58.1 cm，6 か月 63.3 cm，体重：0 か月 2.86 kg，1 か月 3.73 kg，3 か月 5.30 kg，6 か月 6.62 kg．
身長と体重の推移は発育曲線のプロットを参照（図 8.8）．

BD：生化学データ・臨床検査データ
Hb：10.5 g/dL，Alb 4.2 g/dL，Total IgE 20.0 U/mL　牛乳 IgE 15 UA/mL，皮膚プリックテスト：牛乳（＋），卵，小麦，大豆（－）

PD：
特になし

CH：個人履歴
11 か月，女児　家族構成：父 30 歳，母 28 歳　既往歴：牛乳アレルギー（じんましん）　検査で牛乳アレルギーと医師から診断され，病院に通院中．　父親 子どもの頃，牛乳のアレルギーがあった，母親 アレルギーなし

b. 主観的情報と客観的情報に分ける

c. 栄養評価と栄養診断

　行動変容ステージの評価，エネルギー摂取量と栄養素摂取量の過不足の評価，客観的情報からの課題抽出，栄養診断と栄養診断報告（PES）文の作成

d. 栄養介入計画の作成

e. 栄養介入の実施

①栄養治療計画（Rx）の具体的内容

　栄養量の設定，食品構成の作成，食品構成に基づいた献立の作成

②栄養教育計画（Ex）の具体的内容

　食生活の方針および留意点，目標の設定

f. 栄養管理計画書の作成（SOAP 様式）

8. 2 調乳実習

a. 調乳のポイント

調乳には，無菌操作法と終末殺菌法がある．無菌操作法は家庭などで行う，授乳の都度あらかじめ消毒したほ乳瓶で調乳する方法である．終末殺菌法は病院，乳児院や保育所など1日分をまとめて調乳し，最後に加熱する方法である．2007年にWHO/FAOが「乳児用調製粉乳の安全な調乳，保存及び取り扱いに関するガイドライン」を作成した（図8.9）．このガイドラインは，特にEnterobacter sakazaki による乳児の感染リスクを最小限に抑えるために作成された．

①清潔：調乳で使う容器，器具などは普段から清潔にし，これらを置いておく場所も清潔に維持するよういつも気をつけておく．調乳の前には，調乳中に手で触るようなところをアルコールなどで拭いておく．手は石鹸を使ってよく洗う．

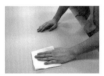
step 1
粉ミルクを調乳する場所を清掃・消毒する．

step 2
手を石けんと水で良く洗い，清潔なフキン／使い捨てふきんで水を拭き取る．

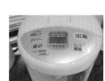
step 3
飲料水を沸騰させる．

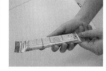
step 4
粉ミルクの説明文を読み，必要な量の水と粉ミルクの量を正確に計る．

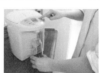
step 5
やけどに注意しながら，洗浄・殺菌したほ乳瓶にstep 3の湯を注ぐ．70℃以上に湯は保ち，沸かしてから30分以内に使用する．

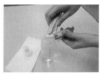
step 6
正確な量の粉ミルクをほ乳瓶に加える．順番を間違えないようにする．

step 7
やけどしないように，清潔なフキンを使ってほ乳瓶を持ち，中身が完全に混ざるようにゆっくり振るか回転させる．

step 8
混ざったら，直ちに流水に当てるか，冷水の入った容器に入れ，授乳できる温度まで冷やす．

step 9
ほ乳瓶の外側についた水を清潔なふきん，使い捨てふきんで拭き取る．

step 10
腕の内側に少量のミルクを垂らして，授乳に適した温度になっているか確認する．

step 11
ミルクを与える．

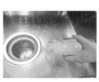
step 12
調乳後2時間以内に使用しなかったミルクは捨てる．飲み残しも同様に．

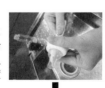
乳首は乳首ブラシで，丁寧に洗う．

ほ乳瓶や乳首にミルクの残りかすがついていると細菌が繁殖しやすいので，授乳後すぐに水につける．

図8.9　乳児用調製粉乳の安全な調乳，保存，および取り扱いに関するガイドライン（FAO/WHO 共同作成）

②分量：調乳の分量や手順を守る．調乳で使う粉ミルクやキューブとお湯の量は，パッケージに書いてある分量を守る．

③水：調乳に適した水を使う．水には，軟水と硬水があるが，硬水は使わない．使用する湯は 70℃以上を保つ．

④調乳後：飲み残したミルクは，かならず処分する．調乳後 2 時間以内に使用しなかったミルクは廃棄する．また，缶を開けてから 1 か月以上が過ぎた粉ミルクは使わない．粉ミルクの保存場所は，高温多湿なところや直射日光のあたるところ，冷蔵庫での保管も避ける．

飲み終えた後のほ乳瓶，容器，器具は，できるだけ早く十分に洗って乾燥させる．

b. 調乳

(1) 無菌操作法

家庭における無菌操作法を表 8.7 に示す．

(2) 終末殺菌法

1 日分をまとめて作り，滅菌したほ乳瓶に個人ごとの 1 回量を分注し，湯煎で 85℃数分間または 85℃に達するまで殺菌する．20℃以下になるまで急冷し，4 ～ 5℃の冷蔵庫で保存する．授乳時間に合わせて 40℃で再加熱してから与える．調乳したミルクは 24 時間以上保存しないようにする．ただし，40℃に再加熱したミルクは，その後 2 時間以上経過したら廃棄する．

表 8.7　無菌操作法

①洗浄	ほ乳瓶は洗剤を用いてブラシで内外を洗い，流水でよくすすぐ．乳首は乳首ブラシを用いて丁寧に洗う			
	乳首の先の孔にピンを差し込んで，先は薄いので力を入れすぎないようにして洗う			
	授乳後ただちに洗う時間がないときには，水に浸けておく			

②消毒				
	方法	長所	短所	注意点
煮沸消毒	鍋に調乳器具を入れ，水をかぶるまで入れ，火にかける．沸騰後乳首は 3 分，ほ乳瓶は 10 分煮沸する	経済的　特別な器具は不要	手間がかかる	プラスチック製品は変形しやすい　消毒中は目を離さない　やけどに注意
蒸気消毒	蒸し器にほ乳瓶を逆に立て，乳首はふきんを敷いた上にのせ，乳首は 3 分，それ以外は 10 分蒸す	経済的　特別な器具は不要	手間がかかる	器具は消毒済みの瓶ばさみで，清潔なふきんを敷いたトレーに取り出し，使用するまで清潔に保つ
薬液消毒	消毒液を規定どおりに希釈して，1 時間以上浸ける	つけておくだけで簡単	ステンレス，金属製品はさびる	溶液の作り方，時間は指示通りにする
電子レンジの利用	専用の器具に入れて電子レンジにかける	短時間で手軽にできる	専用の消毒容器が必要　電子レンジで扱えない材質は不可	

8.3 離乳食実習

課題 26 離乳食実習

a. 離乳のすすめ方

食欲をはぐくみ，規則的な食事のリズムで生活を整え，食べる楽しさを体験していくことを目標とする．

(1) 離乳時の注意

乳児は成人に比べて免疫機能や消化吸収が不十分であり，腸内細菌叢も異なることが多い．さらに離乳食は水分や栄養価が高く，薄味のため細菌に汚染されると腐敗する．また，調理に時間がかかるので細菌汚染の機会が多くなる．新鮮な食材を用い，衛生的に調理し，加熱する必要がある．調理後はなるべく短時間に与え，残りは処分する．

離乳開始すぐ以外は，毎回の食品の組み合わせ，栄養のバランスを考慮して調整する．単調になりやすいので，できるだけ広範囲の食材や調理法を取り入れ，乳児に種々の味，テクスチャーを体験させる．

調理時の栄養成分の損失をできるだけ少なくするため，アクの少ない野菜，肉，魚のゆで汁を用いる．離乳のすすめ方は，表8.8を目安にする．離乳は，軟らかいものから硬めのものへ，量を漸増させ，栄養のバランスを考慮する．

表8.8 離乳のすすめ方

食事摂取基準	離乳初期 5, 6か月齢 ごっくん		離乳中期 7, 8か月齢 もぐもぐ		離乳後期 9～11か月齢 かみかみ		離乳完了期 12～18か月齢 ぱくぱく	
	男児	女児	男児	女児	男児	女児	男児	女児
エネルギー（kcal/日）	550	500	650	600	700	650	950	900
脂肪エネルギー比（%）	50[*1]		40[*1]		40[*1]		20以上30未満[*3]	
タンパク質（g/日）	10[*1]		15[*1]		25[*1]		20[*2]	
カルシウム（mg/日）	200[*1]		250[*1]		250[*1]		450[*2]	400[*2]
鉄（mg/日）	0.5[*1]		5.0[*2]	4.5[*2]	5.0[*2]	4.5[*2]	4.5[*2]	
ビタミンA（μgRAE/日）	300[*1]		400[*1]		400[*1]		400[*2]	350[*2]
ビタミンB$_1$（mg/日）	0.1[*1]		0.2[*1]		0.2[*1]		0.5[*2]	
ビタミンB$_2$（mg/日）	0.3[*1]		0.4[*1]		0.4[*1]		0.6[*2]	0.5[*2]
ビタミンC（mg/日）	40[*1]		40[*1]		40[*1]		40[*2]	
与え方	・1日1回ひとさじずつ ・母乳，育児用ミルクは飲みたいだけ		・1日2回 ・食事のリズムをつけていく ・食品の種類を増やす		・1日3回 ・食事のリズムを大切に ・食の楽しい体験を積み重ねる		・1日3回 ・食事と生活のリズムを整える ・自分で食べる楽しみを手づかみから始める	
食べさせ方	・だっこして ・スプーンで下唇を軽くつついてから下唇の上にのせる ・反射的に口を開けて上唇で取り込むのを待ってからスプーンをひく		・ベビーチェアに座らせる ・同左		・いすに座る ・手づかみしようとする		・いすに座る ・つかんで食べやすいメニュー ・専用のスプーンの用意	

（つづく）

調理形態 （固さ）	・なめらかにすりつぶした状態 ・水分の多い，とろとろした状態 ・ヨーグルト状→ジャム状	・舌でつぶせる ・豆腐くらい，つまむと簡単につぶせる ・大きさは 2 mm 角から 3 mm 角	・歯ぐきでつぶせる ・すこし力を入れるとつぶれる ・バナナくらい ・大きさは 5 mm 角から 7 mm 角	・歯ぐきでかめる ・大きさは 1 cm くらい
味付け	・しない	・ほんの少し ・香り付け程度	・ほんの少し ・大人の半分くらい	・ほんの少し ・大人の半分くらい
1 回あたりの目安量				
米	全がゆ（つぶしがゆ）	全がゆ 50 g → 80 g	全がゆ 90 g →軟飯 80 g	軟飯 80 g →ご飯 80 g
パン	パンがゆ	耳なしトーストにしてパンがゆ	トースト，小麦粉	トースト
野菜・果物	すりつぶした野菜なども試してみる 慣れてきたらつぶした豆腐，白身魚などを試してみる	20 → 30 g	30 → 40 g	40 → 50 g
魚		10 → 15 g 白身魚，鰹，マグロ，鮭	15 g 白身魚，鰹，マグロ，鮭，青背魚	15 → 20 g 白身魚，鰹，マグロ，鮭，青背魚
または　肉		10 → 15 g 鶏ささみ，鶏レバー	15 g 豚肉，牛肉	15 → 20 g
または　豆腐		30 → 40 g	45 g	50 → 55 g
または　卵		卵黄 1 →全卵 1/3 個	全卵 1/2 個	全卵 1/2 〜 2/3 個
または　乳製品		50 g → 70 g	80 g	100 g
歯の萌出の目安		乳歯が生え始める	1 歳前後で前歯が 8 本生えそろう	離乳完了期の後半頃に奥歯（第一乳臼歯）が生え始める
摂食機能の目安	口を閉じて取り込みや飲み込みが出来るようになる	舌と上あごでつぶしていくことが出来るようになる	歯茎でつぶすことが出来るようになる	歯を使うようになる

目安であり，子どもの食欲や成長／発達の状況に応じること．衛生面に十分配慮して食べやすく調理したものを与える．

＊1　日本人の食事摂取基準（2020 年版）目安量
＊2　日本人の食事摂取基準（2020 年版）推奨量
＊3　日本人の食事摂取基準（2020 年版）目標量
［参考資料：授乳・離乳の支援ガイド（2019），エネルギー：身体活動レベルⅡ］

(2) 離乳時期ごとの注意 (表8.9)

表8.9 離乳時期ごとの注意

5, 6か月 離乳初期	①乳児の様子を見ながら，1さじずつ始め，母乳や育児用ミルクを飲みたいだけ飲ませる（ミルクが主） ②離乳食を飲み込むこと，その舌触りや味に慣れさせる ③離乳開始はアレルギーの少ない米（おかゆ）から始め，パン，いもなどでん粉性食品を主とする ④調理は素材を大きいまま加熱し，その後ですりつぶしたり，みじん切りにする ⑤素材の味を大切にし，調味料を使わないで作る ⑥はちみつは乳児ボツリヌス症予防のため満1歳まで使用しない ⑦開始後1か月間は1日1回与える．慣れてから豆腐，白身魚と種類を増やす
7, 8か月 離乳中期	①1日2回食へ ②食品の種類や食事量を増やしていく ③卵は卵黄（固ゆで）から全卵へ ④魚は白身から赤身魚，青背魚へと進めていく．食べやすくした脂肪の少ない鶏肉，豆類，野菜，海藻を使用できる ⑤味は塩分0.25%程度とし，家族の食事の中で薄味のものを利用することで，調理法や献立に変化がつき，偏食予防 　にもつながる ⑥離乳食とは別に，母乳は子どもの欲するままに，育児用ミルクは1日3回程度与える
9～11か月 離乳後期	①食事のリズムを大切にして1日3回食へ ②歯ぐきでつぶせる固さのものを与える ③摂食行動の自立を促すように，スプーンで食べるものばかりでなく手づかみできるものも用意する ④離乳食とは別に，母乳は子どもの欲するままに，育児用ミルクは1日2回程度与える ⑤鉄が不足しやすいので，赤身の肉や魚，レバーを取り入れる
12～18か月 離乳完了期	①食事は1日3回食，そのほかに1日1～2回の間食を与える ②母乳や育児用ミルクはやめ，牛乳またはフォローアップミルクを与える ③調理の味付けは，食塩0.5%，砂糖1～3%程度の薄味とする．目安は大人の1/2程度の薄味

b. 離乳食の作成

　離乳期ごとの食品別調理例を表8.10に示す．これらを参考に各離乳期に適した食事を献立に基づいて調理実習する．

表8.10 離乳期ごとの食品別調理例

食品	生後5～6か月	生後7～8か月	生後9～11か月	生後12～18か月
穀類	つぶしがゆ，パンがゆ	全がゆ，パンがゆ，うどんのとろとろ煮	全がゆ，フレンチトースト，うどんの軟らか煮	軟飯，チャーハン，トースト，サンドイッチ
いも類	つぶしスープ，くず湯	マッシュポテト	マッシュポテト	軟らか煮，コロッケ
果物類	すり下ろし，おろし煮	刻み	薄切り，つぶし	コンポート
魚類	白身魚の煮つぶし	白身魚の煮ほぐし，赤身魚（あじ，さけ）の煮ほぐし	ムニエル，蒸し煮（ホイル焼き）	青皮魚（さば，さんま）の焼き魚，煮魚
肉類	―	鶏そぼろあんかけ，レバーのソテー	そぼろ煮（牛肉・豚肉）	ミートボール，ハンバーグ，ハム
卵類	―	卵黄ペースト	卵とじ，茶碗蒸し	オムレツ，スクランブルエッグ，目玉焼き
豆類	豆腐ペースト，豆腐のくず煮	刻み納豆，豆腐入りポタージュ	刻み納豆，湯豆腐，きな粉	空也蒸し，豆腐ハンバーグ
乳類	―	粉チーズ	チーズ，クリーム煮	グラタン
油脂類	―	サラダ油	マヨネーズ	
野菜類	おろし煮，すりつぶし	煮つぶし，きざみ煮	刻み野菜スープ，軟らか煮，ソテー	煮物，和え物
藻類・きのこ類	昆布だし	わかめ軟らか煮	わかめ刻み	ひじきの軟らか煮

(1) かゆの作り方

表 8.11 に分量と作り方を示した.

表 8.11　離乳食に用いられるかゆの種類および水の割合

		10 倍かゆ	7 倍かゆ	5 倍かゆ	軟飯
米の量		80 g（1/2C）	100 g（2/3C）	160 g（1C）	160 g（1C）
水の量		1 L（10 倍）	1 L（7 倍）	1 L（5 倍）	600 mL（3 倍）
できあがり量		約 850 g	約 750 g	約 950 g	約 650 g
配合比	重湯	5	3	0	
	全がゆ	5	7	10	
備考		5 分かゆ	7 分かゆ	全かゆ	
形状					

作り方　①米を洗う.
②分量の水を米に加えて，30 〜 60 分吸水させる.
③火にかけ，沸騰したら弱火にして 30 〜 40 分炊き，火を止めて 10 分蒸らす.

【5, 6 か月】

(1) 食品構成表と調理ポイント

食品群 （代表的な食品）	使用量 (g)	エネルギー (kcal)	タンパク質 (g)	脂質 (g)	カルシウム (mg)	鉄 (mg)	レチノール活性当量 (μgRAE)	ビタミン B₁ (mg)	ビタミン B₂ (mg)	ビタミン C (mg)
穀類（ごはん）	0									
（パン）	8	21	0.7	0.4	2	0.0	0	0.01	0.00	0
いも類	0									
果実類	0									
魚介類	0									
肉類	0									
卵類	0									
豆類（絹ごし豆腐）	20	11	1.0	0.6	11	0.2	0	0.02	0.01	0
乳類（乳児用調製粉乳）	100	514	12.4	26.8	370	6.5	560	0.41	0.72	53
油脂類	0									
野菜類（キャベツ）	18	4	0.2	0.0	8	0.1	1	0.01	0.01	7
藻類，きのこ類	0									
砂糖	0									
みそ	0									
合計		550	14.3	27.8	391	6.8	561	0.45	0.74	60

穀類，いも類：米は十分軟らかく煮て，よくすりつぶす．深めの湯飲みに米と水（1：10）を加えて 1 〜 2 時間吸水させ，家族のごはんを炊くときに一緒に炊飯器に入れると簡単に作れる．じゃがいも，さつまいもは軟らかく煮て（ゆでたもの，汁の実，煮物）すりつぶし，ゆで汁，牛乳，薄いみそ汁でのばす．そうめん，うどんは 6 か月頃から，細かく折って柔らかくゆでる.

果実類：すりつぶしやすい，またはすり下ろしやすい季節の果物を使用する.

魚介類：白身魚はゆでるかすりつぶして，かゆ，野菜スープに入れる．しらすは塩分を含むので，洗って塩分を抜く.

卵類：卵は固ゆでにした卵黄をすりつぶし，白湯，スープでゆるめる.

豆類：豆腐は加熱してから，よくすりつぶす.

乳類：育児用ミルク，牛乳はパンがゆ，いもがゆに用いる．ヨーグルトは全脂無糖ヨーグルトを用い，果物と和える.

油脂類：6 か月頃から，かゆ，スープ，シチューなどに入れる.

野菜類：食物繊維の少ないかぼちゃ，にんじん，かぶ，だいこんなどから始め，慣れたらほうれんそうなどの葉先，たまねぎ，キャベツ，はくさい，ブロッコリーを使い，ゆでる・煮る．できるだけ緑黄食野菜を使用する.

(2) 献立例と作り方

時間	料理名・食品名	重量 (g)	エネルギー (kcal)	タンパク質 (g)	脂質 (g)	カルシウム (mg)	鉄 (mg)	レチノール活性当量 (μgRAE)	ビタミン B₁ (mg)	ビタミン B₂ (mg)	ビタミン C (mg)
6 時	ミルク										
	乳児用調製粉乳	21	108	2.6	5.6	78	1.4	118	0.09	0.15	11
	温湯	141									
10 時	パンがゆ										
	食パン	8	21	0.7	0.4	2	0.0	0	0.01	0.00	0
	豆腐ペースト										
	絹ごし豆腐	20	11	1.0	0.6	11	0.2	0	0.02	0.01	0
	野菜ペースト										
	キャベツ・生	10	2	0.1	0.0	4	0.0	0	0.00	0.00	4
	トマト・生	8	2	0.1	0.0	1	0.0	4	0.00	0.00	1
	ミルク										
	乳児用調製粉乳	16	82	2.0	4.3	59	1.0	90	0.07	0.12	8
	温湯	109									
14 時	ミルク										
	乳児用調製粉乳	21	108	2.6	5.6	78	1.4	118	0.09	0.15	11
	温湯	141									
18 時	ミルク										
	乳児用調製粉乳	21	108	2.6	5.6	78	1.4	118	0.09	0.15	11
	温湯	141									
	ミルク										
	乳児用調製粉乳	21	108	2.6	5.6	78	1.4	118	0.09	0.15	11
	温湯	141									
合計			550	14.3	27.7	389	6.8	566	0.46	0.73	57

＊パンがゆ：食パンの白い部分を細かく刻み，鍋に入れ，ひたひたの水を加えて軟らかく煮る．よくすりつぶす.

＊豆腐ペースト：絹ごし豆腐を湯通しし，水をよく切った後，温湯を加えながらよくすりつぶしペースト状にする.

＊野菜ペースト：野菜を水で軟らかく煮て，細かく刻み，裏ごしする．なめらかになるように湯を加えてのばす.

【7，8 か月】

(1) 食品構成表と調理ポイント

食品群 (代表的な食品)	使用量 (g)	エネルギー (kcal)	タンパク質 (g)	脂質 (g)	カルシウム (mg)	鉄 (mg)	レチノール活性当量 (μgRAE)	ビタミン B₁ (mg)	ビタミン B₂ (mg)	ビタミン C (mg)
穀類（全かゆ）	80	57	0.9	0.1	1	0.0	0	0.01	0.00	0
いも類（じゃがいも）	30	23	0.5	0.0	1	0.1	0	0.03	0.01	11
果実類（りんご）	30	18	0.1	0.1	1	0.0	1	0.01	0.00	2
魚介類（しらす）	10	11	2.3	0.2	21	0.1	14	0.01	0.00	0
肉類	0									
卵類（卵黄）	17	66	2.8	5.7	26	1.0	82	0.04	0.09	0
豆類	40	22	2.0	1.2	23	0.3	0	0.04	0.02	0
乳類（乳児用調製粉乳）	80	411	9.9	21.4	296	5.2	448	0.33	0.58	42
（ヨーグルト）	40	25	1.4	1.2	48	0.0	13	0.02	0.06	0
油脂類	4	37	0.0	4.0	0	0.0	0	0.00	0.00	0

食品群 (代表的な食品)	使用量 (g)	エネルギー (kcal)	タンパク質 (g)	脂質 (g)	カルシウム (mg)	鉄 (mg)	レチノール活性当量 (μgRAE)	ビタミンB_1 (mg)	ビタミンB_2 (mg)	ビタミンC (mg)
野菜類(キャベツ)	40	9	0.5	0.1	17	0.1	2	0.02	0.01	16
藻類, きのこ類	0									
砂糖	12	46	0.0	0.0	0	0.0	0	0.00	0.00	0
みそ	0									
合計		725	20.4	34.0	434	6.8	560	0.51	0.77	71

穀類, いも類:5〜6か月と同様に用いる.

果実類:果物(りんご, ぶどう, なし, かき, みかん, すいか, いちごなど)を形のあるまま与える.

魚介類, 肉類, 卵類:赤身魚を用いてよい. 薄味に仕上げ, 細かくほぐす. 飲み込みにくい場合はとろみをつける. 薄味の魚の水煮缶詰も用いることができる. 肉は鶏ささみを用い, 鶏レバーはゆでてからつぶす. 卵は, アレルギーがない場合は, 卵黄になれたら8か月頃から十分に加熱した全卵を用いる.

豆類:豆腐は湯豆腐にして, 豆類は軟らかく煮てつぶす. 納豆は細かく刻んで加熱してから与える. だいず以外の豆類(ささげ, そらまめ, うずらまめ)を食べさせてみる.

乳類:5〜6か月と同様に用いる.

油脂類:6か月と同様に用いる.

野菜類:5〜6か月と同様に用いる.

藻類, きのこ類:のりを細かくしてめん類に入れる. わかめは軟らかく煮て, 細かく刻む.

(2) 献立例と作り方

時間	料理名・食品名	重量 (g)	エネルギー (kcal)	タンパク質 (g)	脂質 (g)	カルシウム (mg)	鉄 (mg)	レチノール活性当量 (μgRAE)	ビタミンB_1 (mg)	ビタミンB_2 (mg)	ビタミンC (mg)
6時	ミルク										
	乳児用調製粉乳	26	134	3.2	7.0	96	1.7	146	0.11	0.19	14
	温湯	174									
10時	ほうれんそうがゆ										
	全かゆ(5倍かゆ)	40	28	0.4	0.0	0	0.0	0	0.00	0.00	0
	ほうれんそう・生	2	0	0.0	0.0	1	0.0	7	0.00	0.00	1
	豆腐と野菜の煮浸し										
	絹ごし豆腐	25	14	1.2	0.8	14	0.2	0	0.03	0.01	0
	キャベツ・生	10	2	0.1	0.0	4	0.0	0	0.00	0.00	4
	ブロッコリー・生	8	3	0.3	0.0	3	0.1	5	0.01	0.02	10
	にんじん・生	2	1	0.0	0.0	1	0.0	14	0.00	0.00	0
	かたくり粉	0.4	1	0.0	0.0	0	0.0	0	0.00	0.00	0
	だし	40	1	0.1	0.0	1	0.0	0	0.00	0.00	0
	かぼちゃのマッシュ										
	かぼちゃ・生	20	18	0.4	0.1	3	0.1	66	0.01	0.02	9
15時	ミルク										
	乳児用調製粉乳	26	134	3.2	7.0	96	1.7	146	0.11	0.19	14
	温湯	174									
	りんご										
	りんご・生	30	17	0.0	0.1	1	0.0	0	0.01	0.00	1
18時	ミモザがゆ										
	全かゆ(5倍かゆ)	40	28	0.4	0.0	0	0.0	0	0.00	0.00	0
	鶏卵・卵黄・生	8	31	1.3	2.7	12	0.5	38	0.02	0.04	0
	しらす干し・微乾	0.8	1	0.2	0.0	2	0.0	1	0.00	0.00	0

時間	料理名・食品名	重量 (g)	エネルギー (kcal)	タンパク質 (g)	脂質 (g)	カルシウム (mg)	鉄 (mg)	レチノール活性当量 (μgRAE)	ビタミンB₁ (mg)	ビタミンB₂ (mg)	ビタミンC (mg)
	野菜ペースト										
	じゃがいも・生	30	23	0.5	0.0	1	0.1	0	0.03	0.01	11
	トマト・生	5	1	0.0	0.0	0	0.0	2	0.00	0.00	1
18時	**こまつなのみぞれ煮**										
	こまつな・生	10	1	0.2	0.0	17	0.3	26	0.01	0.01	4
	だいこん・生	10	2	0.1	0.0	2	0.0	0	0.00	0.00	1
	かたくり粉	0.3	1	0.0	0.0	0	0.0	0	0.00	0.00	0
	だし	30	1	0.1	0.0	1	0.0	0	0.00	0.00	0
	ミルク										
22時	乳児用調製粉乳	26	134	3.2	7.0	96	1.7	146	0.11	0.19	14
	温湯	174									
	合計		576	14.9	24.7	351	6.4	597	0.45	0.68	84

＊ほうれんそうがゆ：米に水を加えて全かゆを作る．ほうれんそうはゆでてから葉先を粗みじん切りにして，全かゆに加えてすこし煮る．

＊豆腐と野菜の煮浸し：豆腐は湯通しして細かく刻む．野菜は軟らかくゆでて，細かく刻む．野菜と豆腐はだしで煮て，水溶き片栗粉を加えて煮汁にとろみをつける．

＊かぼちゃのマッシュ：かぼちゃは皮をとり，1cmの厚さに切り柔らかくゆで，熱いうちに裏ごしする．ゆで汁を加えて硬さを調節する．

＊りんご：りんごはすり下ろす．

＊ミモザがゆ：しらすは水に浸けて塩分を抜き，細かく刻む．米と水を入れて全かゆを作り，そこにしらすを加えて軽く煮る．ほぐした卵黄を加えて混ぜ，よく加熱する．

＊こまつなのみぞれ煮：こまつなの葉の部分を軟らかくゆでて細かく刻む．だいこんはすり下ろして水気を切る．鍋にだしを入れて暖め，こまつなとだいこんおろしを加え，水溶き片栗粉でとろみをつける．

【9～11か月】

(1) 食品構成表と調理ポイント

食品群 (代表的な食品)	使用量 (g)	エネルギー (kcal)	タンパク質 (g)	脂質 (g)	カルシウム (mg)	鉄 (mg)	レチノール活性当量 (μgRAE)	ビタミンB₁ (mg)	ビタミンB₂ (mg)	ビタミンC (mg)
穀類（米）	90	322	5.5	0.8	5	0.7	0	0.07	0.02	0
（パン）	40	106	3.7	1.8	12	0.2	0	0.03	0.02	0
いも類（じゃがいも）	30	23	0.5	0.0	1	0.1	0	0.03	0.01	11
果実類（りんご）	30	18	0.1	0.1	1	0.0	1	0.01	0.00	2
魚介類（まぐろ水煮）	20	14	3.2	0.1	1	0.1	2	0.00	0.01	0
肉類	0									
卵類	30	45	3.7	3.1	15	0.5	45	0.02	0.13	0
豆類	30	22	2.0	1.3	26	0.3	0	0.02	0.01	0
乳類（普通牛乳）	160	107	5.3	6.1	176	0.0	61	0.06	0.24	2
油脂類（サラダ油）	8	74	0.0	8.0	0	0.0	0	0.00	0.00	0
野菜類（こまつな）	90	13	1.4	0.2	153	2.5	234	0.08	0.12	35
藻類，きのこ類	1	0	0.0	0.0	0	0.0	0	0.00	0.00	0
砂糖	5	19	0.0	0.0	0	0.0	0	0.00	0.00	0
みそ	4	8	0.5	0.2	4	0.2	0	0.00	0.00	0
合計		771	25.9	21.7	394	4.6	343	0.32	0.56	50

穀類，いも類：米は硬めのかゆから軟飯へ．パンはそのままか，ちぎる程度の形態で与える．めん類は軟らかくゆで，0.5～1 cm くらいに切る．いも類は一口で入るサイズにする

果実類：7，8 か月に準じる．

魚介類，肉類：食物アレルギーに留意すれば，青皮魚も用いることができる．ほぐして与える．だしにかつお，煮干しを加える．豚，牛肉は脂肪の少ないひき肉を使用する．最初はかゆ，麺，卵料理に加え，慣れてきたらそぼろ状や団子・ハンバーグにして与える．

卵類：卵アレルギーがなければ，全卵半熟状態で与えてもよい．同様にマヨネーズを使用できる．

豆類：豆腐は与えるときにくずす．煮豆は誤飲しないように，粗くつぶして与える．

乳類：チーズは手に持ちやすい大きさに切ってそのまま与えてもよい．

油脂類：6 か月に準じる．

野菜類：軟らかく煮た野菜は次第に大きく切る．生野菜はサラダにして，レタスは湯通しして，食べやすくする．

藻類，きのこ類：軟らかく煮て，みじん切りにする．

（2）献立例と作り方

時間	料理名・食品名	重量 (g)	エネルギー (kcal)	タンパク質 (g)	脂質 (g)	カルシウム (mg)	鉄 (mg)	レチノール活性当量 (μgRAE)	ビタミン B₁ (mg)	ビタミン B₂ (mg)	ビタミン C (mg)
	おにぎり										
	めし	80	134	2.0	0.2	2	0.1	0	0.02	0.01	0
	べにざけ・生	8	11	1.8	0.4	1	0.0	2	0.02	0.01	0
	食塩	0.2	0	0.0	0.0	0	0.0	0	0.00	0.00	0
	炒り豆腐										
	木綿豆腐	30	22	2.0	1.3	26	0.3	0	0.02	0.01	0
	にんじん・生	5	2	0.0	0.0	1	0.0	36	0.00	0.00	0
	グリンピース・冷凍	5	5	0.3	0.0	1	0.1	2	0.02	0.01	1
	こいくちしょうゆ	0.8	1	0.1	0.0	0	0.0	0	0.00	0.00	0
	みりん	1	2	0.0	0.0	0	0.0	0	0.00	0.00	0
	サラダ油	1	9	0.0	1.0	0	0.0	0	0.00	0.00	0
9時	**みそ汁**										
	じゃがいも・生	10	8	0.2	0.0	0	0.0	0	0.01	0.00	4
	わかめ・乾	1	1	0.1	0.0	8	0.0	7	0.00	0.01	0
	米みそ	4	8	0.5	0.2	4	0.2	0	0.00	0.00	0
	だし	100	2	0.3	0.0	3	0.0	0	0.01	0.01	0
10時	**牛乳**										
	普通牛乳	80	54	2.6	3.0	88	0.0	30	0.03	0.12	1
	そうめん										
	そうめん・乾	20	71	1.9	0.2	3	0.1	0	0.02	0.00	0
	にんじん・生	5	2	0.0	0.0	1	0.0	36	0.00	0.00	0
	さやえんどう・生	2	1	0.1	0.0	1	0.0	1	0.00	0.00	1
	かたくり粉	1	3	0.0	0.0	0	0.0	0	0.00	0.00	0
	うすくちしょうゆ	5	3	0.3	0.0	1	0.1	0	0.00	0.01	0
12時	みりん	3	7	0.0	0.0	0	0.0	0	0.00	0.00	0
	だし	120	2	0.4	0.0	4	0.0	0	0.01	0.01	0
	ほうれんそうとながいもの和え物										
	ほうれんそう・生	20	4	0.4	0.1	10	0.4	70	0.02	0.04	7
	ながいも・生	10	7	0.2	0.0	2	0.0	0	0.01	0.00	1
	まぐろ・水煮缶詰	10	7	1.6	0.1	1	0.1	1	0.00	0.00	0
	マヨネーズ	3	21	0.0	2.3	0	0.0	1	0.00	0.00	0

時間	料理名・食品名	重量 (g)	エネルギー (kcal)	タンパク質 (g)	脂質 (g)	カルシウム (mg)	鉄 (mg)	レチノール活性当量 (μgRAE)	ビタミンB₁ (mg)	ビタミンB₂ (mg)	ビタミンC (mg)
12 時	**りんごのコンポート**										
	りんご・生	30	17	0.0	0.1	1	0.0	0	0.01	0.00	1
	上白糖	2	8	0.0	0.0	0	0.0	0	0.00	0.00	0
	有塩バター	0.2	1	0.0	0.2	0	0.0	1	0.00	0.00	0
15 時	**蒸しパン**										
	薄力粉	13	48	1.1	0.2	3	0.1	0	0.01	0.00	0
	ベーキングパウダー	0.7	1	0.0	0.0	17	0.0	0	0.00	0.00	0
	鶏卵・全卵・生	8	12	1.0	0.8	4	0.1	12	0.00	0.03	0
	上白糖	3	12	0.0	0.0	0	0.0	0	0.00	0.00	0
	普通牛乳	15	10	0.5	0.6	17	0.0	6	0.01	0.02	0
	有塩バター	2	15	0.0	1.6	0	0.0	10	0.00	0.00	0
	干しぶどう	2	6	0.1	0.0	1	0.0	0	0.00	0.00	0
	牛乳										
	普通牛乳	70	47	2.3	2.7	77	0.0	27	0.03	0.11	1
18 時	**ごはん**										
	米	30	107	1.8	0.3	2	0.2	0	0.02	0.01	0
	オムレツ										
	鶏卵・卵黄・生	20	77	3.3	6.7	30	1.2	96	0.04	0.10	0
	パルメザンチーズ	5	24	2.2	1.5	65	0.0	12	0.00	0.03	0
	サラダ油	1	9	0.0	1.0	0	0.0	0	0.00	0.00	0
	じゃがいも・生	10	8	0.2	0.0	0	0.0	0	0.01	0.00	4
	ブロッコリー・生	10	3	0.4	0.1	4	0.1	7	0.01	0.02	12
	トマトケチャップ	4	5	0.1	0.0	1	0.0	2	0.00	0.00	0
	ごま和え										
	こまつな・生	30	4	0.5	0.1	51	0.8	78	0.03	0.04	12
	キャベツ・生	10	2	0.1	0.0	4	0.0	0	0.00	0.00	4
	ごま・ねり	2	12	0.4	1.1	24	0.2	0	0.01	0.00	0
	うすくちしょうゆ	2	1	0.1	0.0	0	0.0	0	0.00	0.00	0
	上白糖	2	8	0.0	0.0	0	0.0	0	0.00	0.00	0
	すまし汁										
	たまねぎ・生	10	4	0.1	0.0	2	0.0	0	0.00	0.00	1
	さやえんどう・生	2	1	0.1	0.0	1	0.0	1	0.00	0.00	1
	こいくちしょうゆ	0.8	1	0.1	0.0	0	0.0	0	0.00	0.00	0
	みりん	1	2	0.0	0.0	0	0.0	0	0.00	0.00	0
	食塩	0.3	0	0.0	0.0	0	0.0	0	0.00	0.00	0
	だし	100	2	0.3	0.0	3	0.0	0	0.01	0.01	0
合計			834	29.5	25.8	464	4.1	438	0.38	0.61	51

＊おにぎり：生さけを十分に焼き，身をほぐす．ごはん（軟飯）にさけと塩を混ぜ，一口大に丸める．

＊炒り豆腐：木綿豆腐は湯通しして粗くつぶす．にんじんは粗みじん切りにする．鍋にサラダ油を熱し，にんじんを炒め，火が通ったら豆腐を加えて炒める．こいくちしょうゆ，みりんで調味する．ゆでたグリンピースは皮をとって散らす．

＊みそ汁：だしにみそを溶きながら入れ，火にかける．1 cm 角に切ったじゃがいもと 0.5 cm に切ったわかめを加え，煮立ったら火を止める．

＊そうめん：そうめんは食べやすい長さに切ってからゆでる．にんじんとさやえんどうは粗みじん切りにする．だしを温め，にんじんとさやえんどうが軟らかくなったら，そうめんを加えて煮る．うすくちしょうゆ，みりんで味を調え，水溶きかたくり粉でとろみをつける．

*ほうれんそうとながいもの和え物：ほうれんそうはゆでて，細かく刻む．ながいもは繊切りにしてゆでる．ボールにほうれんそうとながいもとまぐろを合わせ，マヨネーズで和える．

*りんごのコンポート：りんごは皮をむき，芯を取って薄いいちょう切りにする．鍋に，水，砂糖，りんごを入れて軟らかくなるまで煮る．火を止める時にバターを落とす．

*蒸しパン：ボールに砂糖と卵を入れてよく混ぜる．干しぶどうはゆでこぼし，水気をきって粗みじん切りにする．薄力粉，干しぶどう，牛乳，溶かしバターを加えて混ぜる．アルミカップに流し入れて蒸し器で蒸す．

*オムレツ：じゃがいもとブロッコリーを1cm角に切り，軟らかくなるまでゆでる．ボールに卵黄，粉チーズ，じゃがいも，ブロッコリー，を入れて混ぜる．フライパンにサラダ油を熱し，卵に火が通るまで焼く．器に盛り，ケチャップをかける．

*ごま和え：こまつなとキャベツはゆでて，細かく刻む．ボールにねりごま，うすくちしょうゆ，上白糖を合わせ，水気を切ったこまつなとキャベツを加えて和える．

*すまし汁：たまねぎとさやえんどうは粗みじん切りにする．だしを温め，こいくちしょうゆ，みりんで味をつけ，たまねぎとさやえんどうを加えて煮る．

【12〜18か月】

(1) 食品構成表と調理ポイント

食品群 （代表的な食品）	使用量 (g)	エネルギー (kcal)	タンパク質 (g)	脂質 (g)	カルシウム (mg)	鉄 (mg)	レチノール活性当量 (μgRAE)	ビタミンB$_1$ (mg)	ビタミンB$_2$ (mg)	ビタミンC (mg)
穀類（ごはん）	170	286	4.3	0.5	5	0.2	0	0.03	0.02	0
（めん・乾）	20	76	2.4	0.4	4	0.3	0	0.04	0.01	0
いも類（じゃがいも）	40	30	0.6	0.0	1	0.2	0	0.04	0.01	14
果実類（バナナ）	30	26	0.3	0.1	2	0.1	2	0.02	0.01	5
魚介類（まだら）	40	31	7.0	0.1	13	0.1	4	0.04	0.04	0
肉類（牛ひき肉）	15	41	2.6	3.2	1	0.4	2	0.01	0.03	0
卵類（鶏卵）	30	45	3.7	3.1	15	0.5	45	0.02	0.13	0
豆類	0									
乳類（普通牛乳）	200	134	6.6	7.6	220	0.0	76	0.08	0.30	2
油脂類	12	111	0.0	12.0	0	0.0	0	0.00	0.00	0
野菜類（キャベツ）	100	23	1.3	0.2	43	0.3	4	0.04	0.03	41
（小松菜）	60	8	0.9	0.1	102	1.7	156	0.05	0.08	23
藻類，きのこ類	10	2	0.3	0.0	0	0.0	0	0.01	0.02	0
砂糖	12	46	0.0	0.0	0	0.0	0	0.00	0.00	0
みそ	0									
合計		859	30.0	27.3	406	3.8	289	0.38	0.68	85

穀類，いも類：大人と同様のものを使うことができるが，咀嚼力を考慮して，大きさを調整する．

果実類：9〜11か月に準じる．

魚介類，肉類：衛生面，味付け，固さを考慮すれば，ほとんどの食材を使用できる．ただし，肉は細かく刻むか，ひき肉状で使用する．

豆類：9〜11か月に準じる．

乳類：9〜11か月に準じる．

油脂類：9〜11か月に準じる．

野菜類：ほとんどの食材を使用できるが，咀嚼力を考慮して煮方，切り方に配慮する．

藻類，きのこ類：9〜11か月に準じる．

(2) 献立例と作り方

時間	料理名・食品名	重量 (g)	エネルギー (kcal)	タンパク質 (g)	脂質 (g)	カルシウム (mg)	鉄 (mg)	レチノール活性当量 (μgRAE)	ビタミン B₁ (mg)	ビタミン B₂ (mg)	ビタミン C (mg)
	一口おにぎり										
	めし	85	143	2.1	0.3	3	0.1	0	0.02	0.01	0
	卵とじ										
	鶏卵・全卵・生	30	45	3.7	3.1	15	0.5	45	0.02	0.13	0
	キャベツ・生	10	2	0.1	0.0	4	0.0	0	0.00	0.00	4
	さやえんどう・生	5	2	0.2	0.0	2	0.0	2	0.01	0.01	3
	パルメザンチーズ	2	10	0.9	0.6	26	0.0	5	0.00	0.01	0
	だし	30	1	0.1	0.0	1	0.0	0	0.00	0.00	0
	食塩	0.1	0	0.0	0.0	0	0.0	0	0.00	0.00	0
	こいくちしょうゆ	1	1	0.1	0.0	0	0.0	0	0.00	0.00	0
8時	**ほうれんそうのソテー**										
	ほうれんそう・生	20	4	0.4	0.1	10	0.4	70	0.02	0.04	7
	たまねぎ・生	20	7	0.2	0.0	4	0.0	0	0.01	0.00	2
	あさり・水煮缶詰	5	6	1.0	0.1	6	1.5	0	0.00	0.00	0
	スイートコーン・冷凍	5	5	0.1	0.1	0	0.0	0	0.01	0.00	0
	有塩バター	2	15	0.0	1.6	0	0.0	10	0.00	0.00	0
	フルーツ牛乳										
10時	普通牛乳	70	47	2.3	2.7	77	0.0	27	0.03	0.11	1
	みかん・缶詰	30	19	0.2	0.0	2	0.1	10	0.02	0.01	5
	ごはん										
	めし	85	143	2.1	0.3	3	0.1	0	0.02	0.01	0
	白身魚の野菜あんかけ										
	まだら・生	30	23	5.3	0.1	10	0.1	3	0.03	0.03	0
	サラダ油	3	28	0.0	3.0	0	0.0	0	0.00	0.00	0
	しいたけ・生	10	2	0.3	0.0	0	0.0	0	0.01	0.02	0
	ピーマン・生	5	1	0.0	0.0	1	0.0	2	0.00	0.00	4
	にんじん・生	5	2	0.0	0.0	1	0.0	36	0.00	0.00	0
	たまねぎ・生	5	2	0.1	0.0	1	0.0	0	0.00	0.00	0
12時	こいくちしょうゆ	2	1	0.2	0.0	1	0.0	0	0.00	0.00	0
	上白糖	2	8	0.0	0.0	0	0.0	0	0.00	0.00	0
	かたくり粉	1.5	5	0.0	0.0	0	0.0	0	0.00	0.00	0
	だし	50	1	0.2	0.0	2	0.0	0	0.01	0.01	0
	かぼちゃの甘煮										
	かぼちゃ・生	40	36	0.8	0.1	6	0.2	132	0.03	0.04	17
	有塩バター	2	15	0.0	1.6	0	0.0	10	0.00	0.00	0
	上白糖	2	8	0.0	0.0	0	0.0	0	0.00	0.00	0
	食塩	0.1	0	0.0	0.0	0	0.0	0	0.00	0.00	0
	バナナヨーグルト和え										
15時	ヨーグルト・全脂無糖	70	43	2.5	2.1	84	0.0	23	0.03	0.10	1
	バナナ・生	30	26	0.3	0.1	2	0.1	2	0.02	0.01	5
	スパゲッティ										
	スパゲッティ・乾	20	76	2.4	0.4	4	0.3	0	0.04	0.01	0
	牛ひき肉・生	4	11	0.7	0.8	0	0.1	1	0.00	0.01	0
18時	にんじん・生	5	2	0.0	0.0	1	0.0	36	0.00	0.00	0
	たまねぎ・生	5	2	0.1	0.0	1	0.0	0	0.00	0.00	0
	ホールトマト・缶詰	10	2	0.1	0.0	1	0.0	5	0.01	0.00	1
	ヨーグルト・全脂無糖	20	12	0.7	0.6	24	0.0	7	0.01	0.03	0

時間	料理名・食品名	重量 (g)	エネル ギー (kcal)	タンパク 質 (g)	脂質 (g)	カルシ ウム (mg)	鉄 (mg)	レチノール 活性当量 (μgRAE)	ビタミン B₁ (mg)	ビタミン B₂ (mg)	ビタミン C (mg)
	サラダ油	2	18	0.0	2.0	0	0.0	0	0.00	0.00	0
	食塩	0.5	0	0.0	0.0	0	0.0	0	0.00	0.00	0
	こまつなのサラダ										
	こまつな・生	40	6	0.6	0.1	68	1.1	104	0.04	0.05	16
	魚肉ソーセージ	5	8	0.6	0.4	5	0.1	0	0.01	0.03	0
	マヨネーズ	5	35	0.1	3.8	0	0.0	1	0.00	0.00	0
18時	スイートポテト										
	さつまいも・生	40	54	0.5	0.1	14	0.2	1	0.04	0.02	12
	有塩バター	3	22	0.0	2.4	0	0.0	16	0.00	0.00	0
	普通牛乳	15	10	0.5	0.6	17	0.0	6	0.01	0.02	0
	上白糖	8	31	0.0	0.0	0	0.0	0	0.00	0.00	0
	食塩	0.3	0	0.0	0.0	0	0.0	0	0.00	0.00	0
	鶏卵・卵黄・生	3	12	0.5	1.0	5	0.2	14	0.01	0.02	0
合計			952	30.0	28.1	401	5.1	568	0.46	0.73	78

＊一口おにぎり：ごはんを炊き，一口大に丸める．

＊卵とじ：野菜はゆでて，8 mm 程度に切る．卵は粉チーズとだし，塩を加えてよく混ぜる．フライパンで野菜を軽く加熱し，卵液を注ぎ入れ，しっかり加熱する．

＊ほうれんそうのソテー：バターで細かく刻んだたまねぎを炒める．細かく刻んだほうれんそうとあさり，コーンを加えて炒める．

＊フルーツ牛乳：みかんはつぶし，牛乳と混ぜる．

＊白身魚の野菜あんかけ：白身魚は，骨と皮をとって蒸し器で蒸す．野菜は繊切りにする．鍋に野菜とひたひたの水を加えて火にかけ，沸騰したらだしを加えて軟らかく煮込む．こいくちしょうゆ，砂糖，で味付けをし，水溶きかたくり粉でとろみをつける．蒸した白身魚に野菜あんをかける．

＊かぼちゃの甘煮：かぼちゃを小さく切ってゆでる．かぼちゃが軟らかくなったらゆで汁を捨て，調味料を加えて水気がなくなるまで煮る．

＊バナナヨーグルト：バナナを細かく刻み，ヨーグルトとよく混ぜる．

＊スパゲッティ：スパゲッティは柔らかくゆでて，3 cm ほどに切る．野菜は粗みじん切りにし，フライパンにサラダ油を熱し，野菜とひき肉を炒める．ホールトマトとヨーグルトを加えて煮る．スパゲッティを加えて，軟らかくなるまで煮る．塩で味を調える．

＊こまつなのサラダ：こまつなはゆでて細かく刻む．こまつなと粗く刻んだ魚肉ソーセージをマヨネーズで和える．

＊スイートポテト：さつまいもはゆでて熱いうちに裏ごす．鍋にさつまいも，バター，砂糖，牛乳を混ぜて温める．冷めたら一口大に丸め，卵黄を上に塗り，180℃のオーブン（トースター）で加熱する．

9. 幼児期，学童期，思春期の栄養管理

9.1 事例を基にした栄養管理演習【個人】

| 課題 27 | 保育園に通う幼児の栄養管理 |

事例 15 の栄養評価，栄養診断，具体的な栄養介入計画を作成し，栄養管理プロセスを演習する．**共通ワークシート**を使って作成する．ここでは a. 栄養評価項目の抽出の FH，AD，BD，PD，CH に分けて抽出までを参考例として示した．

【事例 15】

4 歳 6 か月，男性
家族構成：父親 34 歳，母親 37 歳，兄 8 歳　　既往歴：なし
身長 100.3 cm，体重 20.5 kg，身長と体重の変化は表 9.1，図 9.1 参照
経緯・生活状況等：両親が共働きで，乳児期から保育園へ通っていて，現在は年中クラス．送迎を担当している母親は午前 9 時〜午後 5 時勤務，通勤時間は自宅から自転車で 15 分．自宅近くの保育園には午前 8 時ごろに預けて午後 6 時に迎えに行く．父親は家事や育児に非協力的である．
同じクラスの子どもたちの中では背丈の割に太っている印象がある．テレビが好きで，平日帰宅後はテレビを見ていることが多い．休日も父親と一緒に家でテレビを見ていることが多く，外で遊ぶ機会が少ない．食事に関しては，トマト以外の野菜や魚のおかずを全く食べないというように好き嫌いが多い．食事中は行儀が悪く，食べている途中で立ち歩いてしまうことが頻繁にある．夕食ができるのを待っている間に，小学生の兄と一緒にチョコレートやスナック菓子を食べている．おやつの食べ方だけではなく，何でも兄や父親の真似をしたがる．母親は，小学生になるまでに魚嫌いと野菜嫌いを克服させたいと考えている．母親には食べ物の好き嫌いはないが，父親は好き嫌いが多い上に，自分の好きなものしか食べない．

表 9.1　対象幼児の身長と体重の変化

	1 歳	2 歳	3 歳	現在
身長（cm）	72.0	80.3	91.2	100.3
体重（kg）	11.1	13.5	15.4	20.5

[食事調査]
朝食（7 時，自宅）：クリームパン 1 個，オレンジジュースコップ 1 杯
昼食（11 時半，保育園）：ご飯 1 杯，肉じゃが，小松菜としめじのスープ，白菜とツナのサラダ，りんご 1/4 個（ただし，スープとサラダは残した可能性が高い）

間食（15 時，保育園）：かぼちゃのカップケーキ 1 個，牛乳コップ 1 杯

間食（18 時半，自宅）：ポテトチップス 1/2 袋，チョコレート 3 個

夕食（19 時半，自宅）：カレーライス，ポテトサラダ

［食事調査から算出した 1 日の栄養摂取量］エネルギー 1,650 kcal，タンパク質 46 g，脂質 62 g，ビタミン A 420 μgRAE，ビタミン B_1 0.76 mg，ビタミン B_2 0.79 mg，ビタミン C 134 mg，カルシウム 340 mg，鉄 6.0 mg，食塩 3.9 g.

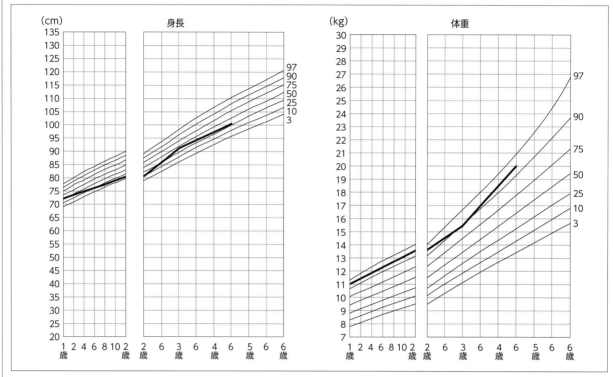

図 9.1 対象幼児（男子）の身体発育曲線発育

A. 栄養管理プロセス

a. 栄養評価項目の抽出

FH, AD, BD, PD, CH に分けて抽出する（参考例）

FH：食物・栄養に関連した履歴
魚とトマト以外の野菜のおかずを食べない，偏食（好き嫌いが多い）.
兄と一緒にチョコレートやスナック菓子を毎日夕食前に食べる習慣がある.
落ち着いて食事ができない.
母親は小学生になるまでに魚嫌いと野菜嫌いを克服させたいと考えている.
父親が家事と育児に非協力的である．母親が調理にかける時間が少ない.
父親が偏食で影響を受けている可能性がある.
保育園での活動以外に積極的な身体活動はみられない.
［食事調査］
朝食（7 時，自宅）：クリームパン 1 個，オレンジジュースコップ 1 杯
昼食（11 時半，保育園）：ご飯 1 杯，肉じゃが，小松菜としめじのスープ，白菜とツナのサラダ，りんご 1/4 個（ただし，スープとサラダは残した可能性が高い）
間食（15 時，保育園）：かぼちゃのカップケーキ 1 個，牛乳コップ 1 杯
間食（18 時半，自宅）：ポテトチップス 1/2 袋，チョコレート 3 個

夕食（19時半，自宅）：カレーライス，ポテトサラダ
［食事調査から算出した1日の栄養摂取量］エネルギー 1,650 kcal，タンパク質 46 g，脂質 62 g，ビタミンA 420 μgRAE，ビタミンB$_1$ 0.76 mg，ビタミンB$_2$ 0.79 mg，ビタミンC 134 mg，カルシウム 340 mg，鉄 6.0 mg，食塩 3.9 g.
AD：身体計測
身長 100.3 cm，体重 20.5 kg，成長曲線は図9.1参照
BD：生化学データ・臨床検査データ
なし
PD：栄養に焦点を当てた身体所見
同年齢の幼児に比べ太っている．
CH：個人履歴
4歳6か月，男性，父親34歳，母親37歳，兄8歳 既往歴なし 両親が共働き，乳児期から保育園へ通い，現在は年中クラス．送迎は母親が担当で午前9時〜午後5時勤務，通勤時間は自宅から自転車で15分．自宅近くの保育園には午前8時ごろに預けて午後6時に迎えにいく．

b. 主観的情報と客観的情報に分ける

c. 栄養評価と栄養診断

　行動変容ステージの評価，エネルギー摂取量と栄養素摂取量の過不足の評価，客観的情報からの課題抽出，栄養診断と栄養診断報告（PES）文の作成

d. 栄養介入計画の作成

e. 栄養介入の実施

①栄養治療計画（Rx）の具体的内容

　栄養量の設定，食品構成の作成，食品構成に基づいた献立の作成

②栄養教育計画（Ex）の具体的内容

　食生活の方針および留意点，目標の設定

f. 栄養管理計画書の作成（SOAP様式）

事例 16 の栄養評価, 栄養診断, 具体的な栄養介入計画を作成し, 栄養管理プロセスを演習する. **共通ワークシート**を使って作成する.

【事例 16】

11 歳 2 か月, 女性
家族構成：父親 48 歳, 母親 44 歳, 既往歴：なし
身長 136.5 cm, 体重 30.5 kg. この 1 年で急に身長が伸びた. 身長と体重の変化は表 9.2, 成長曲線と肥満度曲線は図 9.2 を参照. 初経はまだである.
経緯・生活状況等：小学 5 年生. 学校で仲の良い友人は痩せ願望が強い. 下校後, 週 3 日中学受験対策の塾に通い, 週 1 日陸上競技のクラブに通っている. 母親は専業主婦で, 食事の準備をすべて担う. 塾に行く前に夕食を摂り, 塾が終わったあとに間食を食べる. 出された食事は残さずに食べている.
3 日間の食事調査内容は表 9.3 を参照. 対象児童本人と母親は食生活について問題があるとは思っていない. 食事量はずっと変えていない. 食事調査から算出した 1 日の栄養摂取量は, エネルギー 1,772 kcal, タンパク質 63.4 g, カルシウム 749 mg, 鉄 5.4 mg, ビタミン A 508 μgRAE, ビタミン B$_1$ 0.83 mg, ビタミン B$_2$ 1.21 mg, ビタミン C 59 mg, 食物繊維 9.6 g, P：F：C = 14：32：54% E, 食塩 5.1 g. 対象児童の 3 日間の身体活動状況は, 身体活動レベルに換算すると 1 日目 1.35, 2 日目 1.99, 3 日目 1.86 であった. アレルギーや偏食はない.

表 9.2 対象児童の身長・体重・肥満度の変化

	7 歳	8 歳	9 歳	10 歳	11 歳 （現在）
身長 （cm）	110.5	112.0	116.6	123.4	136.5
体重 （kg）	20.0	21.6	23.5	25.4	30.5
肥満度 （%）	12.6	21.2	23.5	15.5	− 0.9

肥満度の計算は, 児童生徒等の健康診断マニュアル （日本学校保健会） に記載されている
肥満度＝（実測体重−身長別標準体重）／身長別標準体重× 100 （%）
身長別標準体重 （kg）＝ a ×実測身長 （cm）− b （a および b は年齢および男女別の数値）に基づき算出

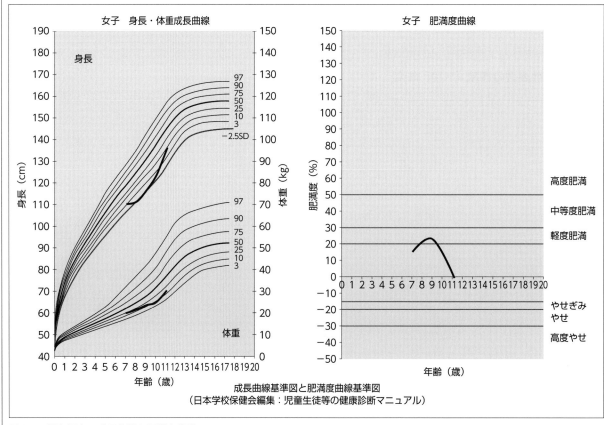

成長曲線基準図と肥満度曲線基準図
（日本学校保健会編集：児童生徒等の健康診断マニュアル）

図 9.2 対象児童の成長曲線と肥満度曲線

表 9.3　連続した 3 日間の食事内容

	1日目		2日目		3日目	
	料理名	可食量（g）	料理名	可食量（g）	料理名	可食量（g）
朝食	白飯	50	ピザトースト	62	白飯	100
	ウインナー	60	牛乳	155	卵焼き	60
	牛乳	206				
昼食	パン	100	麦飯	268	白飯	233
	チリコンカーン	162	鱧の蒲焼き風	54	焼肉	77
	野菜のホットサラダ	71	ほうれん草のごま煮	61	じゃこ	5
	みかん	79	七夕そうめん	144	わかめスープ	209
	牛乳	206	牛乳	206	牛乳	206
夕食	白飯	50	白飯	100	ラーメン	150
	鶏肉ハンバーグ	88	鶏のから揚げ	58	ハム	20
	付け野菜	69	付け野菜	75	小松菜	40
間食	クッキー	26	ミックスゼリー	215	バニラシェイク	199
	ウインナー	20	ウインナー	40	チョコレート菓子	28
	厚焼卵	20	パン	20		
	海老の寿司	35	チーズ	6		

A. 栄養管理プロセス

a. 栄養評価項目の抽出
FH，AD，BD，PD，CH に分けて抽出する

b. 主観的情報と客観的情報に分ける

c. 栄養評価と栄養診断
　行動変容ステージの評価，エネルギー摂取量と栄養素摂取量の過不足の評価，客観的情報からの課題抽出，栄養診断と栄養診断報告（PES）文の作成

d. 栄養介入計画の作成

e. 栄養介入の実施
①栄養治療計画（Rx）の具体的内容
　栄養量の設定，食品構成の作成，食品構成に基づいた献立の作成
②栄養教育計画（Ex）の具体的内容
　食生活の方針および留意点，目標の設定

f. 栄養管理計画書の作成（SOAP 様式）

9.2 事例を基にした栄養管理演習【集団】

課題 29 小学校に通う児童の栄養管理

　事例 17 の栄養評価，栄養診断，具体的な栄養介入計画を作成し，栄養管理プロセスを演習する．**共通ワークシート**を使って作成する．ここでは a. 栄養評価項目の抽出の FH，AD，BD，PD，CH に分けて抽出までを参考例として示した．

【事例 17】

対象　小学校 5 年生 112 名（男子 57 名，女子 55 名）
身長（平均±標準偏差）　男子 141.3 ± 6.4 cm，女子 142.2 ± 7.1 cm
体重（平均±標準偏差）　男子 35.4 ± 8.8 kg，女子 35.7 ± 8.6 kg
対象集団の肥満度に基づく判定の分布を表 9.4 に示す．女子の中には肥満度は普通と判定されているが，やせとの境界近くの児童が多い．高度やせの児童は外見上からも他の児童に比べて極端に痩せていることがわかる．
身体活動レベル男子 1.79 ± 0.28，女子 1.65 ± 0.26（連続した 3 日間の平均値）天候や体育の授業の有無によって大きく変わる．
間食に，ジュース，アイスクリーム，スナック菓子をよく食べる児童が多い．
連続した 3 日間のエネルギーおよび栄養素の摂取量を表 9.5 に示す．
男子に 1 名，家庭での食事量が少ない児童がいる．女子のやせと判定された児童 2 名は，家庭での主食摂取量が少ない．肥満と判定された児童は，間食が他の児童より多く，身体活動量が少ない．食物アレルギーのある児童は，鶏卵 1 名，乳 2 名である．

表 9.4　対象者の肥満度に基づく判定の分布

	高度やせ	やせ	ふつう	軽度肥満	中等度肥満	高度肥満
肥満度	− 30%以下	− 30%超 − 20%以下	− 20%超 + 20%未満	20%以上 30%未満	30%以上 50%未満	50%以上
男子（人）	1	0	48	4	4	0
女子（人）	0	2	46	5	2	0

表 9.5　対象者のエネルギーおよび栄養素の摂取量（平均±標準偏差）

項目	男子	女子
エネルギー（kcal）	2,081 ± 1,137	1,866 ± 1,232
タンパク質（g）	77.5 ± 39.0	69.3 ± 42.8
脂質（g）	66.0 ± 41.8	63.9 ± 45.7
カルシウム（mg）	734 ± 466	693 ± 451
鉄（mg）	8.2 ± 4.1	7.4 ± 4.9
ビタミン A（μgRAE）	561 ± 523	548 ± 422
ビタミン B$_1$（mg）	1.1 ± 1.1	1.0 ± 0.7
ビタミン B$_2$（mg）	1.4 ± 0.8	1.3 ± 0.9
ビタミン C（mg）	88 ± 52	92 ± 70
食物繊維（g）	13.0 ± 8.4	13.0 ± 8.8
P：F：C（%E）	15：29：56	15：31：54

A. 栄養管理プロセス

a. 栄養評価項目の抽出

FH，AD，BD，PD，CH に分けて抽出する

FH：食物・栄養に関連した履歴
連続した 3 日間のエネルギーおよび栄養素の摂取量は表 9.5 参照.
間食に，ジュース，アイスクリーム，スナック菓子をよく食べる児童が多い.
男子に 1 名，家庭での食事量が少ない児童がいる．女子の「やせ」と判定された児童 2 名は，家庭での主食摂取量が少ない．肥満と判定された児童は，間食が他の児童より多く，身体活動量が少ない．食物アレルギーのある児童は，鶏卵 1 名，乳 2 名である.
身体活動レベル男子 1.79 ± 0.28，女子 1.65 ± 0.26（連続した 3 日間の平均値），天候や体育の授業の有無によって大きく変わる.

AD：身体計測
身長（平均±標準偏差）　男子 141.3 ± 6.4 cm，女子 142.2 ± 7.1 cm
体重（平均±標準偏差）　男子 35.4 ± 8.8 kg，女子 35.7 ± 8.6 kg
肥満度に基づく判定の分布を表 9.4 参照.

BD：生化学データ・臨床検査データ
なし

PD：栄養に焦点を当てた身体所見
高度やせの児童は外見上からも他の児童に比べて極端に痩せていることがわかる．女子の中には肥満度は普通と判定されているが，やせとの境界近くの児童が多い.

CH：個人履歴
小学校 5 年生 112 名（男子 57 名，女子 55 名）

b. 主観的情報と客観的情報に分ける

c. 栄養評価と栄養診断

　行動変容ステージの評価，エネルギー摂取量と栄養素摂取量の過不足の評価，客観的情報からの課題抽出，栄養診断と栄養診断報告（PES）文の作成

d. 栄養介入計画の作成

e. 栄養介入の実施

①栄養治療計画（Rx）の具体的内容

　栄養量の設定，食品構成の作成，食品構成に基づいた献立の作成

②栄養教育計画（Ex）の具体的内容

　食生活の方針および留意点，目標の設定

f. 栄養管理計画書の作成（SOAP 様式）

事例 18 の栄養評価，栄養診断，具体的な栄養介入計画を作成し，栄養管理プロセスを演習する．**共通ワークシート**を使って作成する．

【事例 18】

中学 2 年生 139 名（男子 71 名，女子 68 名）

身長（平均±標準偏差）　男子 161.3 ± 8.2 cm，女子 156.6 ± 5.9 cm

体重（平均±標準偏差）　男子 51.2 ± 11.7 kg，女子 49.0 ± 7.9 kg

肥満度に基づく判定の分布を表 9.6 に示す．

校内で実施したアンケート調査によると，女子の約 60％が自分は太っていると感じている．男子は特に問題はないとの回答であった．

身体活動レベル 男子 1.79 ± 0.30　女子 1.71 ± 0.26（連続した 3 日間の平均値）

肥満度に基づいて普通と判定された女子の中には，外見上やせ気味の生徒が 17 名みられる．女子のやせと判定された生徒のうち 2 名は初経がまだである．

表 9.6　対象者の肥満度に基づく判定の分布

	高度やせ	やせ	普通	軽度肥満	中等度肥満	高度肥満
男子（人）	0	1	61	2	5	2
女子（人）	0	3	60	4	1	0

10. 成人期，更年期の栄養管理

10.1 事例を基にした栄養管理演習【個人】

　事例 19 の栄養評価，栄養診断，具体的な栄養介入計画を作成し，栄養管理プロセスを演習する．**共通ワークシート**を使って作成する．ここでは a. 栄養評価項目の抽出の FH，AD，BD，PD，CH に分けて抽出までを参考例として示した．

【事例 19】

51 歳，女性，学校職員，一人暮らし，既往歴なし．
身長 150 cm，体重 53 kg，BMI 23.6 kg/m², 腹囲 84 cm，血圧 110/71 mmHg，T-Cho 259 mg/dL，TG 197 mg/dL，LDL-C 140 mg/dL，HDL-C 55 mg/dL，FBS 98 mg/dL，HbA1c（NGSP）5.2%，AST 16 U/L，ALT 10 U/L，γGT 16 U/L，Ht 34.9%，Hb 11.2 g/dL，RBC 439 × 10⁴/μL，MCV 79 fL，下痢・便秘などの消化器的所見（−）．
経緯・生活状況等：34 歳より現在の仕事に従事する．仕事が忙しく 20 歳代の頃に比べて活動量が減っている．デスクワークが中心で月末には残業が多くなり，帰宅が午前になることもしばしばである．睡眠時間が十分確保できず目覚めが悪い．最近，特に疲労感を感じている．顔色が白っぽい．徐々に体重が増加し（0.5 ～ 1 kg/年）20 代の頃 45 kg であった体重が，現在は 53 kg になった．通勤手段は電車で，通勤時間 30 分．1 日 30 分以上の定期的な運動習慣はない．飲酒はしない，非喫煙者，睡眠状況 4 ～ 5 時間．
朝食はパンとコーヒーで済ませることが多く，昼食は毎日コンビニでおにぎり 1 個とうどん・そばなどの麺類を購入している．帰宅が遅く，夕食が夜 10 時を過ぎることが多いため，エネルギーの摂りすぎにならないか気にしつつ，小腹を満たすために間食を毎日摂取してしまう．帰宅後，夕食までにシュークリームなどの甘い菓子類や果物を食べている．自分なりに健康のことを考え，帰宅が遅くても，夕食はできる限り作ることを心がけている．特に好き嫌いはない．夕食はおかずが 2 品以上になるようにしており，油の使用も控えたメニューにしている．体重の増加を気にしており，健康的な食生活に関心がある．
＜ 2 日間の 24 時間思い出し法による食事内容（表 10.1 参照）＞
エネルギー摂取量　2,005 kcal（朝食：236 kcal，昼食：553 kcal，夕食：704 kcal，間食：512 kcal），タンパク質 60 g，脂質 21％エネルギー，炭水化物 66％エネルギー．

表 10.1　対象者の食事内容（2 日間，24 時間思い出し法により管理栄養士が換算）

	1 日目			2 日目		
	料理名	食品名	重量(g)	料理名	食品名	重量(g)
朝食	ホットケーキ コーヒー	ホットケーキ コーヒー・浸出液 普通牛乳	50 200 50	ホットケーキ リンゴジュース 珈琲	ホットケーキ りんご・30%果汁入り飲料 コーヒー・浸出液 普通牛乳	50 280 200 50

（つづく）

(表 10.1 のつづき)

		1日目			2日目		
	料理名	食品名	重量 (g)		料理名	食品名	重量 (g)
昼食	おにぎり	めし・精白米（水稲）	110	おかかおにぎり	めし・精白米（水稲）	110
		たかな-たかな漬	10		かつお・かつお節	1
		精製塩	1		うすくちしょうゆ	2
	ぶっかけうどん	うどん-ゆで	160	ひやしそば	中華めん-ゆで	200
		鶏卵・全卵-ゆで	30		豚・ハム・ボンレス	20
		乾燥わかめ-素干し，水戻し	15		きゅうり-生	20
		きゅうり-生	10		鶏卵・全卵-ゆで	30
		葉ねぎ・葉-生	5		乾燥わかめ-素干し，水戻し	20
		薄力粉	10		しょうが-甘酢漬	10
		調合油	5		めんつゆ・ストレート	60
		めんつゆ・ストレート	50			
夕食	ご飯	めし・精白米（水稲）	180	マーボ豆腐丼	木綿豆腐	100
	肉じゃが	乳牛・かた・皮下脂肪なし-生	50		豚・ひき肉-生	60
		じゃがいも-生	100		根深ねぎ・葉，軟白-生	5
		たまねぎ・りん茎-生	50		にんにく・りん茎-生	1
		にんじん・根，皮つき-生	30		しょうが・根茎-生	1
		こんにゃく・しらたき	50		調合油	3
		調合油	4		トウバンジャン	1
		車糖・上白糖	5		中華だし	25
		こいくちしょうゆ	20		こいくちしょうゆ	6
		みりん・本みりん	18		清酒・上撰	6
		清酒・上撰	7.5		米みそ・赤色辛みそ	2
	豆腐の味噌汁	絹ごし豆腐	90		車糖・上白糖	2
		顆粒風味調味料	1		じゃがいもでん粉	1
		カットわかめ	1		めし・精白米（水稲）	200
		米みそ・淡色辛みそ	12	粉ふき芋	じゃがいも	80
	いんげんのソテー	さやいんげん・若ざや-生	30		食塩	0.6
		有塩バター	2			
		塩・こしょう	少々			
間食	コーヒー	コーヒー浸出液	150	珈琲	コーヒー浸出液	200
		普通牛乳	50		普通牛乳	30
	シュークリーム	シュークリーム	150	スイートポテト	さつまいも-生	100
	栗まんじゅう	くりまんじゅう	50		普通牛乳	8
	バナナ	バナナ	100		上白糖	10
					有塩バター	10
					鶏卵・卵黄-生	3
				バナナ	バナナ-生	100

A. 栄養管理プロセス

a. 栄養評価項目の抽出

FH，AD，BD，PD，CH に分けて抽出する（参考例）

FH：食物・栄養に関連した履歴
仕事が忙しく 20 歳代の頃に比べて活動量が減っている． 徐々に体重が増加し（0.5～1 kg/年）20 代の頃 45 kg であった体重が，現在は 53 kg. 1 日 30 分以上の定期的な運動習慣なし． 飲酒（－），非喫煙者，睡眠状況 4～5 時間． 朝食はパンとコーヒー 昼食は毎日コンビニでおにぎり 1 個とうどん・そばなどの麺類． 帰宅が遅く，夕食が夜 10 時を過ぎることが多い． 帰宅後，夕食までにシュークリームなどの甘い菓子類や果物を食べている．

自分なりに健康のことを考え，帰宅が遅くても，夕食はできる限り作ることを心がけている．
好き嫌いなし．
夕食はおかずが 2 品以上になるようにしており，油の使用も控えたメニューにしている．
体重の増加を気にしており，健康的な食生活に関心がある．
＜ 2 日間の 24 時間思い出し法による食事内容（表 10.1 参照）＞
エネルギー摂取量：2,005 kcal
（朝食：236 kcal，昼食：553 kcal，夕食：704 kcal，間食：512 kcal）
タンパク質：60 g，脂質エネルギー比率：21%，炭水化物エネルギー比率：66%

AD：身体計測

身長 150 cm，体重 53 kg，BMI 23.6 kg/m^2，腹囲 84 cm

BD：生化学データ・臨床検査データ

血 圧 110/71 mmHg，T-Cho 259 mg/dL↑，TG 197 mg/dL↑，LDL-C 140 mg/dL↑，HDL-C 55 mg/dL，FBS 98 mg/dL，HbA1c（NGSP）5.2%，AST 16 U/L，ALT 10 U/L，γGT 16 U/L，Ht 34.9%↓，Hb 11.2 g/dL↓，RBC 439×10^4/μL，MCV 79 fL↓．

PD：栄養に焦点を当てた身体所見

睡眠時間が十分確保できず目覚めが悪い．
最近，特に疲労感を感じている．
顔色が白っぽい．下痢・便秘などの消化器的所見（－）．

CH：個人履歴

51 歳，女性，学校職員，一人暮らし．
既往歴なし，34 歳より現在の仕事に従事．デスクワークが中心で月末には残業が多く，帰宅が午前になることもしばしば．
通勤手段は電車，通勤時間 30 分．

b. 主観的情報と客観的情報に分ける

c. 栄養評価と栄養診断

　行動変容ステージの評価，エネルギー摂取量と栄養素摂取量の過不足の評価，客観的情報からの課題抽出，栄養診断と栄養診断報告（PES）文の作成

d. 栄養介入計画の作成

e. 栄養介入の実施

①栄養治療計画（Rx）の具体的内容

　栄養量の設定，食品構成の作成，食品構成に基づいた献立の作成

②栄養教育計画（Ex）の具体的内容

　食生活の方針および留意点，目標の設定

f. 栄養管理計画書の作成（SOAP 様式）

事例 20 の栄養評価，栄養診断，具体的な栄養介入計画を作成し，栄養管理プロセスを演習する．**共通ワークシート**を使って作成する．

【事例 20】

55 歳，女性，保険外交員．夫（58 歳）と 2 人暮らし．既往歴なし．

身長 157 cm，体重 55 kg（4 年前 62 kg），BMI 22.3 kg/m²，腹囲 81.2 cm，血圧 133/78 mmHg

TC 180 mg/dL，TG 141 mg/dL，LDL-C 106 mg/dL，HDL-C 50 mg/dL，FBS 123 mg/dL，HbA1c（NGSP）7.0%，AST 26 U/L，ALT 28 U/L，γGT 30 U/L，BUN 20.6 mg/dL，CRE 0.69 mg/dL，UA 7.1 mg/dL，下痢・便秘などの消化器的所見（−），めまい，口腔内の渇き，頭痛（＋）

通勤手段：車（10 分），1 日 30 分以上の定期的な運動：あり（仕事での外回り），就寝前（2 時間前）の夕食：なし，飲酒状況：無，喫煙：なし，睡眠状況：6 〜 7 時間

経緯・生活状況等：4 年前の会社の健康診断で高尿酸血症および血糖高値により，医師より尿酸値および血糖値の管理について指導を受けている．血糖管理については，炭水化物を制限したことで体重減少もみられ，落ち着いていたが最近上昇傾向である．一方で，尿酸値については，飲酒歴もないことから特に気にしておらず，いくらなどをたくさん食べないようにしている程度であった．現在は，4 年前の健康診断時の指導を受けたことで減量し，20 代の体重とほとんど変わらない体重である．4 年前の健康診断時は今の体重より 7 kg 程度重かった．保険の外交員をしていることから，立ち仕事中心の仕事である．平日は仕事のため昼食と間食は不規則に摂ることが多いが，規則正しい食生活である．一方で，休日はダラダラと過ごし，1 日 2 食になることもある．旅行が好きで，旅先でのバイキングは栄養のことは気にせず好きなだけ食べている．

朝食は，ご飯，漬け物，味噌汁を食べる．昼食は，外回りのため，ほぼ外食だが，日替わり定食を選ぶように気を付けている．間食については，医師からの指摘があり，1 日 1 個とルールを作っている．しかし，外回りのお客さんから，お茶とお菓子を勧められた場合は断り切れず食べることもしばしばある．夏場で喉の渇きを感じているが，お客さんから出されるお茶を飲むため，その他に飲料を飲むことはない．間食を我慢するようになり，夕食の量が多くなったと感じ，低炭水化物ダイエットを取り入れている．夕食は主食の代わりとして豆腐を，おかずは，魚料理もしくは肉料理を 1 品，デザートとしてトマトを食べている．

＜ 2 日間の 24 時間思い出し法による摂取量の食事内容（表 10.2 参照）＞

エネルギー摂取量：1,585 kcal（間食を 1 個とした食事調査結果）

（朝食：271 kcal，昼食：599 kcal，夕食：504 kcal，間食：210 kcal）

タンパク質：67 g，脂質エネルギー比率：32.7%，炭水化物エネルギー比率：48.2%，摂取水分量（飲水＋食事中の水）1,304 mL，ビタミン A 328 μgRAE，ビタミン B₁ 0.7 mg，ビタミン C 72.4 mg，カルシウム 458 mg，鉄 7.1 mg，食物繊維 9.5 g，食塩 12.2 g．

表 10.2　対象者の食事内容（2 日間・24 時間思い出し法により管理栄養士が換算）

		1 日目			2 日目	
	料理名	食品名	可食部（g）	料理名	食品名	可食部（g）
朝食	ごはん	めし・精白米（水稲）	130	ごはん	めし・精白米（水稲）	130
	漬け物	しば漬け	10	塩辛	あみ　塩辛	7
	わかめの味噌汁	乾燥わかめ　素干し	0.5	かぼちゃの味噌汁	西洋かぼちゃ・生	10
		油揚げ	5		木綿豆腐	20
		かつお・昆布だし	150		かつお・昆布だし	150
		麦みそ	12		麦みそ	12
		葉ねぎ	1		葉ねぎ	1
昼食（外食）	トンテキセット			チリソース定食		
	ごはん	めし・精白米（水稲）	130	ごはん	めし・精白米（水稲）	130
	豆腐の味噌汁	木綿豆腐	30	卵スープ	鶏卵・生	20
		かつお・昆布だし	150		たまねぎ・生	10
		麦みそ	12		水	150
		葉ねぎ	1		顆粒中華だし	1.5
	トンテキ	ぶたロース　脂身つき	60		食塩	0.5
		食塩	0.5		こしょう	0.005
		こしょう	0.005	チリソース	まがれい・生	50
		薄力粉・1 等	6		かたくり粉	4.5
		調合油	3		なす・生	45
		だいこん・生	40		たまねぎ・生	90

（つづく）

昼食 （外食）	かぼちゃのそぼろ 煮	こいくちしょうゆ	5		調合油	12
		きゃべつ・生	40		しょうが・生	5
		マヨネーズ・卵黄型	6		トマトケチャップ	15
		うし・ひき肉	10		こいくちしょうゆ	4.5
		西洋かぼちゃ・生	60		清酒・上撰	5
		かつお・昆布だし	45		車糖・上白糖	4.5
		こいくちしょうゆ	3		トウバンジャン	0.5
		車糖・上白糖	2		顆粒中華だし	0.5
		みりん・本みりん	2	果物	すいか／生	120
		さやえんどう・ゆで	2			
間食	菓子パン	チョコパン・薄皮タイプ	80	せんべい	米菓・揚げせんべい	30
	お茶	麦茶・浸出液	50	お茶	麦茶・浸出液	50
	お茶	麦茶・浸出液	50	お茶	麦茶・浸出液	50
				お茶	麦茶・浸出液	50
夕食	冷ややっこ	木綿豆腐	200	冷ややっこ	木綿豆腐	200
		こいくちしょうゆ	18		こいくちしょうゆ	18
		しょうが・おろし	3		しょうが・おろし	3
	鶏肉と大根の煮物	にわとり・手羽元　皮つき	60	焼き魚	さんま・みりん干し	80
		鶏卵・全卵・ゆで	60		だいこん・おろし	50
		だいこん・生	100		こいくちしょうゆ	6
		しょうが・生	3	ミニトマト	ミニトマト・生	75
		こいくちしょうゆ	12			
		清酒・上撰	24			
		車糖・上白糖	6			
		みりん・本みりん	8			
	ミニトマト	ミニトマト・生	75			

10.2 事例を基にした栄養管理演習【集団】

事例 21 の栄養評価，栄養診断，具体的な栄養介入計画を作成し，栄養管理プロセスを演習する．**共通ワークシート**を使って作成する．ここでは a. 栄養評価項目の抽出の FH，AD，BD，PD，CH に分けて抽出までを参考例として示した．

【事例 21】

従業員構成	従業員数 560 名：従業員のほとんどは，研究・設計などのデスクワークや軽作業に従事．

従業員構成の内訳:

性別	男性		女性	
身体活動レベル	低い（Ⅰ）	ふつう（Ⅱ）	低い（Ⅰ）	ふつう（Ⅱ）
18 〜 29 歳（人）	30	50	20	15
30 〜 49 歳（人）	100	60	75	23
50 〜 64 歳（人）	120	60	5	2
小計（人）	250	170	100	40

現在の食生活の改善に関する対象者の行動変容ステージ

ステージ	無関心期	関心期	準備期	実行期	維持期
男性（%）	23%	37%	17%	9%	12%
女性（%）	19%	40%	22%	11%	8%

健康状況	社内の健診結果（健康診断の実施状況：1 回／年） ・肥満指数：BMI 25 kg/m² 以上の者（男性 35%，女性 20%） 　　　　　　BMI 18.5 kg/m² 未満の者（男性 4%，女性 10.1%） ・高血圧：140/90 mmHg 以上または服薬者（男性 42%，女性 32%） ・糖尿病：HbA1c（NGSP）6.5%以上の者または服薬者（男性 15%，女性 7%） ・脂質：TC 240 mg/dL 以上の者または服薬者（男性 20.1%，女性 15%）
食事摂取状況	事業所内で実施した栄養素等摂取量の結果 食事調査対象者：106 名（健診時に一部の従業員に対して実施） 調査方法：24 時間思い出し法による食事調査 エネルギー摂取量：男性 2,136 kcal，女性 1,969 kcal タンパク質：男性 77 g，女性 74 g 脂質エネルギー比率：男性 25%，女性 28% 炭水化物エネルギー比率：男性 55%，女性 56%
給食運営上の課題と感じていること	現在事業所では，給食会社による給食（昼食のみ）が展開されており，栄養成分表示や献立表の提示などの情報提供がなされているが十分とはいえない．従業員の健康増進や生活習慣病を予防するためにも現状の改善が必要であり，今後，積極的な健康づくりを進めていきたいと感じている．
給食利用人数	200 人
給食数，給食の状況等	1 日あたりの平均食数：200 食 食事摂取状況の調査実施：有（1 回／年） 給食形態：複数定食（3 種類各 15 〜 20 食），カフェテリア エネルギー量の調整：有（主食のみ） 栄養成分表示：有（エネルギー，タンパク質，脂質，炭水化物，食塩表示） 行事食や疾病に配慮した献立などのテーマ献立の導入：無 非常食料などの備蓄：無 禁煙対策：有（施設管内は禁煙） 給与栄養目標量設定の変更：1 回／年

栄養教育の実施状況	個別指導：無 集団指導：無 健康・栄養情報の提供：有（栄養成分表示，献立表の提供） 食事バランスガイドの活用：無

A. 栄養管理プロセス

a. 栄養評価項目の抽出

FH，AD，BD，PD，CH に分けて抽出する

FH：食物・栄養に関連した履歴

現在事業所では，給食会社による給食（昼食のみ）が展開されており，栄養成分表示や献立表の提示などの情報提供がなされているが十分とはいえない．従業員の健康増進や生活習慣病を予防するためにも現状の改善が必要であり，今後，積極的な健康づくりを進めていきたいと感じている．

[事業所内で実施した栄養素等摂取量の結果]
食事調査対象者：106 名（健診時に一部の従業員に対して実施）
食事摂取状況の調査実施：有（1 回／年）
調査方法：24 時間思い出し法による食事調査
エネルギー摂取量：男性 2,136 kcal，女性 1,969 kcal，タンパク質：男性 77 g，女性 74 g，脂質エネルギー比率：男性 25%，女性 28%，炭水化物エネルギー比率：男性 55%，女性 56%

[栄養教育の実施状況] 個別指導：無，集団指導：無，健康・栄養情報の提供：有（栄養成分表示，献立表の提供），食事バランスガイドの活用：無

[従業員の身体活動レベル] 従業員のほとんどは，研究・設計などのデスクワークや軽作業に従事．

性別	男性		女性	
身体活動レベル	低い（Ⅰ）	ふつう（Ⅱ）	低い（Ⅰ）	ふつう（Ⅱ）
18 ～ 29 歳（人）	30	50	20	15
30 ～ 49 歳（人）	100	60	75	23
50 ～ 64 歳（人）	120	60	5	2
小計（人）	250	170	100	40

[給食について] 1 日あたりの平均食数：200 食

給食形態：複数定食（3 種類各 15 ～ 20 食），カフェテリア

エネルギー量の調整：有（主食のみ）

栄養成分表示：有（エネルギー，タンパク質，脂質，炭水化物，食塩表示）

行事食や疾病に配慮した献立などのテーマ献立の導入：無

非常食料などの備蓄：無

禁煙対策：有（施設管内は禁煙）

給与栄養目標量設定の変更：1 回／年

AD：身体計測

肥満指数：BMI 25 kg/m^2 以上の者（男性 35%，女性 20%），BMI 18.5 kg/m^2 未満の者（男性 4%，女性 10.1%）

BD：生化学データ・臨床検査データ

高血圧：140/90 mmHg 以上または服薬者（男性 42%，女性 32%）
糖尿病：HbA1c（NGSP）6.5%以上の者または服薬者（男性 15%，女性 7%）
脂質：TC 240 mg/dL 以上の者または服薬者（男性 20.1%，女性 15%）
健康診断の実施状況：1 回／年

PD：栄養に焦点を当てた身体所見

なし

CH：履歴

B 事業所　従業員数 560 名

b. 主観的情報と客観的情報に分ける

c. 栄養評価と栄養診断

　行動変容ステージの評価，エネルギー摂取量と栄養素摂取量の過不足の評価，客観的情報からの課題抽出，栄養診断と栄養診断報告（PES）文の作成

d. 栄養介入計画の作成

e. 栄養介入の実施

①栄養治療計画（Rx）の具体的内容

　栄養量の設定，食品構成の作成，食品構成に基づいた献立の作成

②栄養教育計画（Ex）の具体的内容

　食生活の方針および留意点，目標の設定

f. 栄養管理計画書の作成（SOAP 様式）

　事業所給食のように，１食分など１日の食事のうちの一部を提供する施設において対象者の食事摂取状況を把握するには，給食以外の食事も把握する必要がある．対象者の１日の食事摂取状況を把握することが困難な場合は，対象集団の中から無作為に抽出し，一部の集団に対して食事調査を実施するなどして食事摂取状況を把握する．その後，不足しやすい栄養素について施設でどのように対応していくかを検討する．

　しかしながら，施設内の全ての対象者が給食を利用しているわけではないことや，給食運営上の様々な誤差が生じることにより計画された給与栄養目標量と摂取量とが一致しないなど，給食の提供量が適正であるかどうかの把握は難しい．給食施設における食事摂取基準の活用及び食事計画を含めた栄養ケアプランの作成にあたっては，まだ多くの課題が残されており，更なるエビデンスの蓄積が必要である．

事例 22 の栄養評価，栄養診断，具体的な栄養介入計画を作成し，栄養管理プロセスを演習する．**共通ワークシート**を使って作成する．

【事例 22】

地域	A 県 B 市					
実施主体	B 市保健所健康増進課					
対象者	A 県 B 市の一般市民					

人口規模 年齢構成		B 市	A 県	全国
	年少人口	11.9%	12.9%	13.2%
	生産年齢人口	65.1%	63.8%	63.8%
	老年人口	23.0%	23.4%	23.0%

25 万人
65 歳以上世帯数の割合：36.9%（A 県：36.1%，全国 42.6%）
世帯構成：平均世帯人員数 2.2 人（A 県：2.3 人，全国 2.4 人）

疾病構造

三大死因（年齢調整死亡率：人/10 万人）

	B 市		A 県		全国	
	男性	女性	男性	女性	男性	女性
悪性新生物	181	97.3	180	96	182	97
脳血管疾患	42	33	40	24	50	27
心疾患	79	44	76	42	75	40

肥満状況（BMI 25 以上の者の割合（%））

	B 市		全国	
	男性	女性	男性	女性
20 〜 29 歳	26.7	2.6	19.5	7.5
30 〜 39 歳	42.3	14.1	28.8	13.8
40 〜 49 歳	41.0	13.0	35.2	18.3
50 〜 59 歳	26.9	21.5	37.3	19.0
60 〜 69 歳	27.1	24.3	29.9	27.0
70 歳以上	16.0	28.1	27.8	27.1

健診受診状況

各種がん検診受診率（%）

	B 市	A 県	全国
胃がん	2.9	6.0	9.6
肺がん	10.1	12.3	17.2
大腸がん	8.1	13.0	16.8
乳がん	15.5	22.0	19.0
子宮がん	13.1	20.0	23.9

市町村国保特定健康診査・特定保健指導実施状況

	A 県		全国	
	男性	女性	男性	女性
特定健診受診率	25.4%	31.6%	28.6%	36.3%

栄養摂取状況	B市　1日あたりの栄養素等摂取状況の結果（国民健康・栄養調査方式による）				

B市　1日あたりの栄養素等摂取状況の結果（国民健康・栄養調査方式による）

	B市		全国	
	男性	女性	男性	女性
エネルギー摂取量（kcal）	2,111	1,678	2,058	1,663
脂肪エネルギー比率（%）	24.9	26.2	25.1	26.6
食塩摂取量（g）	11.2	10.2	10.9	9.5
野菜摂取量（g）	321	273	274	263

生活習慣状況

食育に関するアンケート調査
朝食欠食状況（調査日における朝食を欠食したものの割合，%）

	B市		全国	
	男性	女性	男性	女性
20～29歳	20.7	14.5	29.7	28.6
30～39歳	23.7	6.1	27.0	15.1
40～49歳	12.5	5.7	20.5	15.2
50～59歳	11.7	6.8	13.7	10.4
60～69歳	5.7	6.8	9.2	5.4
70歳以上	4.5	3.1	4.2	4.6

運動状況（1日30分以上の運動を，週2回，1年以上継続して実施している者の割合，%）

	B市		全国	
	男性	女性	男性	女性
20歳以上	32.0	27.0	34.8	28.5

喫煙習慣（この1年間に毎日または時々たばこを吸っていると回答した者の割合，%）

	B市		全国	
	男性	女性	男性	女性
20歳以上	30.3	6.0	32.2	8.4

環境

B市では人口ならびに交通量が年々増加している．市内周辺は最大の繁華街であり，電車やバスなどの交通システムが整備されている．

利用可能な社会資源

保健所：市中央部に1保健所，市周辺に3保健センター
1保健センターあたり職員数約20名，うち管理栄養士1名
連携可能な組織：栄養士会，食生活改善推進協議会，医師会，看護協会，市教育委員会，子ども会や自治会・老人会等の住民組織，社会福祉協議会など．
利用可能な施設：
・市の施設：保健センター（調理室含む），生涯学習センター，教育センター，健康増進センター，公民館，図書館など．
・地域の施設：児童館，老人いこいの家など．
・学校関係：保育園，幼稚園，小学校・中学校など．

その他

各種検診とアンケートの結果から，B市では，全国平均に比べ特に男性の20～40歳代の男性で肥満者割合が多かった．また，三大死因では，心疾患の年齢調整死亡率がA県および全国と比較して高かった．このまま放置しておくと，生活習慣病の更なる悪化が懸念されることから，市の保健センターを中心として健康教育の推進事業に力を入れることになった．

11. 高齢期の栄養管理

11.1 | 事例を基にした栄養管理演習【個人】

課題 35 独居高齢期女性における栄養管理

　事例 23 の栄養評価，栄養診断，具体的な栄養介入計画を作成し，栄養管理プロセスを演習する．**共通ワークシート**を使って作成する．ここでは a. 栄養評価項目の抽出の FH，AD，BD，PD，CH に分けて抽出までを参考例として示した．

【事例 23】

79 歳，女性，無職

既往歴：高血圧，腰椎圧迫骨折

身長 141 cm，体重 38 kg，腹囲 70 cm，下腿周囲長 29 cm，血圧 130/80 mmHg，TP 6.0 g/dL，Alb 2.9 g/dL，HbA1c 4.5%，TG 82 mg/dL，BUN 25 mg/dL，Cr 1.1 mg/dL，Na 145 mEq/L，Cl 102 mEq/L，義歯，腰痛がある

服薬状況：1 年前からブロプレス 8 mg を朝食後 1 錠，1 回／日

経緯・生活状況等：70 歳で夫と死別してから独居となった．3 か月前くらいから食べ物が噛みにくいため，食欲が無くなり柔らかいものを好んで食べている．いつもの体重は 43 kg だったがこの 3 か月で 38 kg まで減った．買い物は歩いて 3 分のコンビニエンスストアで済ませている．起床時間が遅いので，1 日 2 食になることが多い．料理すると疲れてしまうので，簡単に食べられるものを購入している．動くとすぐ疲れてしまうので，家にいることが多く閉じこもりがち，外出することがほとんどない．体力がついて動けるようになったら，趣味の庭の手入れをして花に囲まれて暮らしたい．

[食事調査]

10 時：菓子パン 1 個，コーヒー（無糖）

間食：コーヒー（無糖）

20 時：粥 1 杯，卵，お浸し（惣菜）など

お茶やお水をマグカップで 3 ～ 5 回程度飲む

食事調査から，推定エネルギー摂取量 530 kcal，推定タンパク質摂取量 12 g．

A. 栄養管理プロセス

a. 栄養評価項目の抽出

FH，AD，BD，PD，CH に分けて抽出する

FH：食物・栄養に関連した履歴
・食べ物が噛みにくいため食欲がなくなった（3か月前） ・起床時間が遅いので，1日2食になることが多い ・料理すると疲れてしまうので，簡単に食べられるものを購入している ・[食事調査] 10時：菓子パン1個，コーヒー（無糖）間食：コーヒー（無糖）20時：粥1杯，卵，お浸し（惣菜）など ・お茶やお水をマグカップで3～5回程度飲む ・食事調査から，推定エネルギー摂取量 530 kcal，推定タンパク質摂取量 12 g.
AD：身体計測
身長 141 cm，体重 38 kg，平常時 43 kg，－5 kg/3か月，BMI 19.1 kg/m² ↓，腹囲 70 cm，下腿周囲長 29 cm
BD：生化学データ・臨床検査データ
TP 6.0 g/dL ↓，Alb 2.9 g/dL ↓，HbA1c 4.5% ↓，TG 82 mg/dL，BUN 25 mg/dL ↑，Cre 1.1 mg/dL ↑，Na 145 mEq/L，Cl 102 mEq/L，血圧 130/80 mmHg
PD：栄養に焦点を当てた身体所見
義歯，腰痛がある，動くとすぐ疲れてしまうので外出することがほとんどない
CH：個人履歴
79歳，女性，無職 既往歴：高血圧，腰椎圧迫骨折 70歳で夫と死別してから独居 服薬状況：1年前からブロプレス 8 mg を朝食後1錠，1回／日 体力がついて動けるようになったら，趣味の庭の手入れをして花に囲まれて暮らしたい

b. 主観的情報と客観的情報に分ける

c. 栄養評価と栄養診断

　行動変容ステージの評価，エネルギー摂取量と栄養素摂取量の過不足の評価，客観的情報からの課題抽出，栄養診断と栄養診断報告（PES）文の作成

d. 栄養介入計画の作成

e. 栄養介入の実施

①栄養治療計画（Rx）の具体的内容

　栄養量の設定，食品構成の作成，食品構成に基づいた献立の作成

②栄養教育計画（Ex）の具体的内容

　食生活の方針および留意点，目標の設定

f. 栄養管理計画書の作成（SOAP 様式）

事例 24 の栄養評価，栄養診断，具体的な栄養介入計画を作成し，栄養管理プロセスを演習する．**共通ワークシート**を使って作成する．

【事例 24】

80 歳，女性，無職，夫（年齢不明）と同居

既往歴：高血圧（53 歳），脳梗塞（71 歳），糖尿病（75 歳）

身長 148 cm，体重 56 kg，腹囲 80 cm，下腿周囲長 32 cm，血圧 138/82 mmHg，

TP 7.0 g/dL，Alb 3.5 g/dL，FBS 180 mg/dL，HbA1c 8.2%，AST 17 U/L，ALT 12 U/L，γGT 20 U/L，BUN 13 mg/dL，Cre 0.72 mg/dL，UA 4.2 mg/dL，TG 158 mg/dL，尿糖（−），要介護 5，全盲，聴力問題なし，軽度構音障害，左上下肢不全麻痺，褥瘡なし

服薬状況：なし

経緯・生活状況等：日中一人暮らしで食事と身の回りのことはヘルパーが中心で行なっており，夫は買い物のみ行う．脳梗塞後遺症により ADL が低下し，ベッド上で過ごしている．要介護 5 で排泄できない（おむつ利用）．最近体重が増え，血糖値が高めに推移している．3 か月前 54 kg だったが，56 kg に増えた．HbA1c は 3 か月前 7.0% であったが現在 8.2% である．

朝食は夫が仕事に行く前に菓子パンを用意している．昼食と夕食はヘルパーが調理とセッティングを行い，食事は残さず摂取している．甘いものを好み，菓子類，缶コーヒーを摂るなど間食が多い．水分は多く摂るよう言われていたので紅茶を飲んでいる．血糖値をコントロールして，これ以上合併症を起こさず安楽に暮らしたいと思っているが，自身の食事内容については特に気にしていない．

［食事調査］

朝食：菓子パン 1 個，缶コーヒー（ミルク入り）

昼食：ご飯 1 杯（200 g），ウインナー 3 本，キャベツの千切り 30 g

夕食：ご飯 1 杯（200 g），焼魚 1 切，肉じゃが 1 鉢

間食：菓子類（せんべい，クッキーなど）1 日 3 回くらい，紅茶（微糖）500 mL

食事調査より，エネルギー 1,680 kcal，タンパク質 40 g．そのうち間食からエネルギー 350 kcal，タンパク質 5 g を摂取．

A. 栄養管理プロセス

a. 栄養評価項目の抽出

FH，AD，BD，PD，CH に分けて抽出する（参考例）

FH：食物・栄養に関連した履歴

・最近体重が増え，血糖値が高めに推移している．3 か月前 54 kg だったが，56 kg に増えた．HbA1c は 3 か月前 7.0% であったが現在 8.2% である．

・血糖値をコントロールして，これ以上合併症を起こさず安楽に暮らしたいと思っているが，自身の食事内容については特に気にしていない．

・朝食は夫が仕事に行く前に菓子パンを用意している．昼食と夕食はヘルパーが調理とセッティングを行い，食事は残さず摂取している．

・甘いものを好み，菓子類，缶コーヒーを摂るなど間食が多い．

・水分は多く摂るよう言われていたので紅茶を飲んでいる．

・［食事調査］

　朝食：菓子パン 1 個，缶コーヒー（ミルク入り）

　昼食：ご飯 1 杯（200 g），ウインナー 3 本，キャベツの千切り 30 g

　夕食：ご飯 1 杯（200 g），焼魚 1 切，肉じゃが 1 鉢

　間食：菓子類（せんべい，クッキーなど）1 日 3 回くらい，紅茶（微糖）500 mL

・食事調査より，エネルギー 1,680 kcal，タンパク質 40 g．そのうち間食からエネルギー 350 kcal，タンパク質 5 g を摂取．

AD：身体計測
身長 148 cm，体重 56 kg，＋2 kg/3 か月，BMI 25.6（3 か月前 24.7），腹囲 80 cm，下腿周囲長 32 cm

BD：生化学データ・臨床検査データ
TP 7.0 g/dL，Alb 3.5 g/dL，FBS 180 mg/dL，HbA1c 8.2 ％，AST 17 U/L，ALT 12 U/L，γGT 20 U/L，BUN 13 mg/dL，Cre 0.72 mg/dL，UA 4.2 mg/dL，TG 158 mg/dL，尿糖（－），血圧 138/82 mmHg

PD：栄養に焦点を当てた身体所見
要介護 5，全盲，聴力問題なし，軽度構音障害，左上下肢不全麻痺，褥瘡なし

CH：履歴
80 歳，女性，無職，夫（年齢不明）と同居 既往歴：高血圧（53 歳），脳梗塞（71 歳），糖尿病（75 歳） 服薬状況：なし 脳梗塞後遺症により ADL が低下し，ベッド上で過ごしている． 要介護 5 で排泄不可（おむつ利用）． 日中一人暮らしで食事と身の回りのことはヘルパーが中心で行なっており，夫は買い物のみ行う．

b. 主観的情報と客観的情報に分ける

c. 栄養評価と栄養診断

　行動変容ステージの評価，エネルギー摂取量と栄養素摂取量の過不足の評価，客観的情報からの課題抽出，栄養診断と栄養診断報告（PES）文の作成

d. 栄養介入計画の作成

e. 栄養介入の実施

①栄養治療計画（Rx）の具体的内容

　栄養量の設定，食品構成の作成，食品構成に基づいた献立の作成

②栄養教育計画（Ex）の具体的内容

　食生活の方針および留意点，目標の設定

f. 栄養管理計画書の作成（SOAP 様式）

11.2 | 事例を基にした栄養管理演習【集団】

　加齢とともに各種生理的機能や咀嚼力，消化・吸収率の低下，身体活動の減少が認められる．特に70歳を過ぎると，これらの個人間変動が大きくなり，同じ歴年齢であっても予備力や生理学的機能の個人差が大きいのが特徴である．そのため，食事摂取基準に基づいた栄養量を補給しているからといって十分であるとはいえない．

　高齢者の健康寿命をのばし，生活の質を高めていくためには，生活習慣病予防と介護予防を地域で総合的に展開することが大切である．予防の概念は，一次予防，二次予防，三次予防の3段階に分けられている．

　このような中で，日常生活において「食べること」を支援し，低栄養状態の予防や改善を通じて高齢者がいつまでも「食」を楽しみ，自立した生活を送って，生活の質（QOL）の高い社会の実現を目指すことが大切である．

(1) 一次予防

　健康な全高齢者が対象で，発病そのものを予防する取り組み（健康づくり，疾病予防）である．「食べること」を大切に考え，支援を行う地域活動を育成し，健康・栄養教育や地域のネットワークづくりを行う．地域の特性や資源を生かし，高齢者の「食べること」を支援する「まちづくり」の一環として，住民参画により介護予防普及啓発を行う．

(2) 二次予防

　すでに疾病を保有する者を対象（基本チェックリストにより二次予防事業の対象者と決定した者のうち，低栄養状態にある人）に，症状が出現する前の時点で早期発見し，早期治療する取り組みである．

　要介護状態になるおそれのある高齢者においては，管理栄養士が，他の関連サービスや対象者の身近な地域資源と連携し，栄養管理を行う．特に，訪問型介護予防事業においては，在宅訪問の保健師などと管理栄養士との連携が重要である．栄養改善サービスは，食事の内容だけでなく，おいしく食べることや食事の準備などを含む，高齢者の「食べること」を総合的に支えるものである．

(3) 三次予防

　症状が出現した者を対象に，重度化の防止，合併症の発症や後遺症を予防する取り組みである．疾病に対する個別の栄養療法を行う．

　ここでは，高齢者の介護予防について，例示事例では三次予防を，課題事例では一次予防を目的とした栄養管理について演習する．

事例 25 の栄養評価，栄養診断，具体的な栄養介入計画を作成し，栄養管理プロセスを演習する．**共通ワークシート**を使って作成する．

【事例 25】

脳血管疾患治療後の通所リハビリテーション施設

対象：75 歳以上の 60 人（男性 27 人，女性 33 人）

[要介護度] 要支援 1：6 人，要支援 2：2 人，要介護 1：29 人，要介護 2：14 人，要介護 3：9 人，要介護 4 および 5：0 人．上下肢麻痺（軽度）20 人，手足のしびれあり 45 人．

[おもな疾患の罹患状況] 高血圧 11 人（140/90 mmHg 以上：男性 8 人，女性 3 人），高血圧・糖尿病 17 人（HbA1c（NGSP）6.5％以上または服薬者：男性 7 人，女性 10 人），高血圧・脂質異常症 32 人（HLD−C 40 mg/dL 未満，LDL−C 140 mg/dL 以上または服薬者：男性 12 人，女性 20 人）

[身体計測] BMI 25 以上：40 人，BMI 18.5 kg/m² 未満：なし

[おもな生活習慣] 全員，高血圧や脳血管疾患の既往歴がある家族がいる．喫煙経験者 45 人．歩行での移動（つえ含む）51 人，車いす 9 人．リハビリテーション時のみの運動で，運動習慣なし．

[おもな食習慣] 食事調査の結果から，ほとんどの人が濃い味付けを好み，しょうゆやソースを多くかけることが多い．麺類の摂取頻度が高い．甘いものやスナック菓子を好み，毎日間食をしている．毎日飲酒習慣があるのは 1 合程度が 10 人，1 合以上が 20 人．食事を軟らかくしないと食べられない（義歯が合っていない）人が男性 6 人，女性 10 人おり，そのほかは問題なし．食行動は自立，または食具を工夫して自立している．嚥下障害（口腔機能低下）16 人，嚥下機能低下 0 人．アンケートの結果，生活習慣病改善に関して対象者の行動変容ステージは，無関心期 10%，関心期 60%，準備期 20%，実行期 5%，維持期 5% であった．

[食事摂取状況] 食事調査で得られた結果を表 11.1 にまとめた．各栄養素摂取量の中央値と食事摂取基準を下回る者または逸脱者の割合を示す．

表 11.1　F 通所リハビリセンターにおける対象者の食事摂取状況の評価（対象者はすべて 75 歳以上）

	食事摂取基準（75 歳以上）			男性			女性		
	EAR	UL	DG	人数	中央値	評価*	人数	中央値	評価*
タンパク質（g）	50/40				55	4%		50	5%
カルシウム（mg）	600/500	2500			488	65%		455	45%
鉄（mg）	6.0/5.0	50/40			6.2	33%		5.3	38%
ビタミン A（µgRE）	550/450	2700			508	60%		445	30%
ビタミン B₁（mg）	1.0/0.8				0.88	80%		0.99	50%
ビタミン B₂（mg）	1.1/0.9			27	0.93	45%	33	0.85	19%
ビタミン C（mg）	80				105	20%		130	11%
脂質（エネルギー%）			20%以上 30%未満		23	25%		21	10%
炭水化物（エネルギー%）			50%以上 65%未満		65	24%		66	23%
食物繊維総量（g）			20 以上/17 以上		14	78%		16	75%
食塩相当量（g）	1.5		7.5 未満/6.5 未満		11	80%		10.5	83%

＊栄養素の不足の評価：EAR を下回る者の割合を算出．
生活習慣病の一次予防の評価：DG の範囲を逸脱する者の割合を算出（食塩摂取量は EAR が示されているが，DG の範囲を逸脱する者の割合を算出）

[施設での食事] 減塩食を基本として，個別のエネルギー量に対応した昼食を提供，喫食率は 95% である．栄養教育の実施は献立表や提供栄養量の掲示程度．

A. 栄養管理プロセス

a. 栄養評価項目の抽出

FH，AD，BD，PD，CH に分けて抽出する

FH：食物・栄養に関連した履歴
食事調査の結果から，ほとんどの人が濃い味付けを好み，しょうゆやソースを多くかけることが多い．麺類の摂取頻度が高い．甘いものやスナック菓子を好み，毎日間食をしている．毎日飲酒習慣があるのは 1 合程度が 10 人，1 合以上が 20 人．食事を軟らかくしないと食べられない（義歯が合っていない）人が男性 6 人，女性 10 人おり，そのほかは問題なし．食行動は自立，または食具を工夫して自立している．食事調査で得られた結果を表 11.1 にまとめた． 施設での食事は，減塩食を基本として個別のエネルギー量に対応した昼食を提供，喫食率は 95％である．栄養教育の実施は献立表や提供栄養量の掲示程度． 歩行での移動（つえ含む）51 人，車いす 9 人．リハビリテーション時のみの運動で，運動習慣なし．
AD：身体計測
BMI 25 kg/m^2 以上：40 人，BMI 18.5 kg/m^2 未満：なし
BD：生化学データ・臨床検査データ
高血圧 11 人（140/90 mmHg 以上：男性 8 人，女性 3 人），高血圧・糖尿病 17 人（HbA1c（NGSP）6.5％以上または服薬者：男性 7 人，女性 10 人），高血圧・脂質異常症 32 人（HLD-C 40 mg/dL 未満，LDL-C 140 mg/dL 以上または服薬者：男性 12 人，女性 20 人）
PD：栄養に焦点を当てた身体所見
要支援 1：6 人，要支援 2：2 人，要介護 1：29 人，要介護 2：14 人，要介護 3：9 人，要介護 4 および 5：0 人．上下肢麻痺（軽度）20 人，手足のしびれあり 45 人．嚥下障害（口腔機能低下）16 人，嚥下機能低下 0 人．
CH：履歴
脳血管疾患治療後の通所リハビリテーション施設 対象：75 歳以上の 60 人（男性 27 人，女性 33 人） 全員，高血圧や脳血管疾患の既往歴がある家族がいる．喫煙経験者 45 人．

b. 主観的情報と客観的情報に分ける

c. 栄養評価と栄養診断

　行動変容ステージの評価，エネルギー摂取量と栄養素摂取量の過不足の評価，客観的情報からの課題抽出，栄養診断と栄養診断報告（PES）文の作成

d. 栄養介入計画の作成

e. 栄養介入の実施

①栄養治療計画（Rx）の具体的内容

　栄養量の設定，食品構成の作成，食品構成に基づいた献立の作成

②栄養教育計画（Ex）の具体的内容

　食生活の方針および留意点，目標の設定

f. 栄養管理計画書の作成（SOAP 様式）

　事例 26 の栄養評価，栄養診断，具体的な栄養介入計画を作成し，栄養管理プロセスを演習する．**共通ワークシート**を使って作成する．

【事例 26】

Ｃ県Ｄ市　男性独居高齢者および高齢者世帯の男性 45 人

65 ～ 69 歳：27 人，70 ～ 74 歳：10 人，75 ～ 79 歳：3 人，80 ～ 84 歳：4 人，85 歳以上：1 人

[現病歴] 高血圧（140/90 mmHg 以上）20 人，糖尿病（HbA1c（NGSP）6.5%以上または服薬者）5 人，脂質異常症（HDL–C 40 mg/dL 未満，LDL–C 140 mg/dL 以上または服薬者）15 名，なし：5 人

[身体状況] BMI 25 kg/m^2 以上が 22 人，18.5 kg/m^2 未満が 5 人．全員が介護認定を受けておらず，身体的には自立している．食行動についても自立している．義歯不要 37 人，義歯適合 7 人，義歯不適合 1 人．

運動習慣あり：10 人，なし：35 人．喫煙経験者 35 人．

[食物・栄養摂取状況] 今までに炊事をする機会がなく，外食や惣菜を購入して食べることが多い傾向がある．朝はパンとコーヒーのみ，昼は外食または惣菜購入が多く，夕食は外食がほとんど．または，1 日 2 食，空腹を感じたら食べる，食事より間食が多いなど．地域ではコンビニエンスストアやスーパーなど買い物をする環境は充実している．ファミリーレストランなどが数店舗ある．

運動時の
栄養管理

【学習（修）の心得と要点】

　運動を行うためには，栄養素および酸素を骨格筋に供給し，絶えずエネルギーを産生する必要がある．運動中にはエネルギー代謝が高まるとともに呼吸・循環系や神経系，内分泌系の活動も高まり，運動機能を支持している．

　12章では，運動の条件に応じたエネルギー代謝をはじめとする生体応答の特徴について理解を深め，運動時における適切な栄養管理について学習する．また，運動前の食事内容の違いがエネルギー代謝，筋持久力に及ぼす影響について実習し，運動前の食事のあり方について考察する．課題事例では，クラブチームを例に挙げ，一般的なスポーツ現場における栄養管理計画，食品構成・献立の作成について実習する．

　13章では，習慣的な運動による諸機能の適応について理解したうえで，健康づくりにおける運動のあり方について学ぶ．目的に応じた運動様式や強度の設定方法について習得する．

12. 安静時，運動時の栄養管理

　運動は，エネルギー代謝や呼吸・循環系をはじめ，さまざまな生理機能を変化させる．運動時には筋収縮のためのエネルギー需要が高まり，ATP-クレアチンリン酸系，無酸素的解糖系および有酸素的代謝系によりエネルギーが供給される．エネルギー供給を持続するためには，エネルギー基質および酸素を絶えず骨格筋に供給することが必要である．そのため運動強度に応じて呼吸および循環応答も高まり，呼吸数，血圧および心拍出量の増大が生じる．このような生理応答を支える背景には，カテコールアミンなどのホルモン分泌や神経活動が重要な役割を果たしている．また，運動後においてもエネルギー代謝の増大や自律神経活動の変動がしばらく持続する．このような運動に伴う生理機能の変化は，体力の向上および肥満や糖尿病をはじめとする生活習慣病の予防・改善に寄与することが広く知られている．安静時，運動時のエネルギー消費量を知り，運動疲労を理解するために，以下に，実験室レベルにおける精度の高い測定方法と，精度は劣るが日常での生活活動の簡易評価に適用可能な方法にて実習を行う．

課題 39　安静時のエネルギー消費量の測定

　エネルギー代謝は，食生活によって影響を受ける．日常の食事だけでなく，単回の食事における献立内容によっても，食後のエネルギー消費量，利用されるエネルギー基質は変化する．ここでは，高糖質・低脂肪食摂取時と，低糖質・高脂肪食摂取時の，異なる食事を摂取した後の安静時のエネルギー消費量を比較する．最も多用される，間接法の開放式測定法（p.22，課題4-3参照）を用いて，エネルギー消費量を推定する．

準備：呼気採取用マスク，呼気ガス分析器，心拍計，ストップウォッチ，電卓（携帯電話付属品は不可），記録
　　　紙と筆記具

a. 事前準備

①両条件ともに自身が被験者となり，測定および解析を行う

②表12.1の注意を遵守するとともに，高糖質・低脂肪食と低糖質・高脂肪食の食事内容を予め考えておく

③実習前の昼休みに，高糖質・低脂肪食あるいは低糖質・高脂肪食を昼食として摂取する．総エネルギー摂取量はできるだけ同じにすることが望ましい．食事内容はできるだけ詳細に記録する

④電卓はグループで最低1台は用意する．携帯電話の電卓機能はボタンを押し間違えやすく，計算ミスの

原因となるので，一般的な電卓を準備する

表 12.1　安静時のエネルギー消費量測定実習の被験者への注意事項
エネルギー消費量の実験は，測定当日および前日の食事，身体活動により大きな影響を受け，信頼できるデータの採取に大きく関わるため，注意事項を守る．

> ①午前中に実習を行う場合，前日は 22：00 以降は食事をしない
> ②当日の朝の食事：実習開始 2 時間前までに軽食をとる
> ③水は自由に飲んでよい（乳製品など脂肪含有食品は控える）
> ④実習当日には運動を行わず，できるだけ安静を保つ

b. 実習にあたっての注意事項

　測定機器の 0 点調整や各ガス濃度（O_2 と CO_2）および呼気容積のコントロールの測定など，実習後の解析に必要なデータを取る必要があるため測定機器，器具の取り扱いの説明をよく聞く．

c. 安静時のエネルギー消費量測定

①被験者は坐位で，安静を保つ

②マスクについている蛇管を，呼気サンプリングチューブに接続して，呼気ガス分析器とつなげる

③被験者はマスクを装着し，そのままの状態で安静を保つ

④スタートの合図で PC 上のシステムを起動し，測定を始める

⑤ 15 分間の測定を行う（酸素摂取量 $\dot{V}O_2$，二酸化炭素排出量 $\dot{V}CO_2$，呼気量が記録される）

d. 測定データの分析と整理

　以下の各項目についての値を求め，実習結果を記録する．

①データの読み取り

　呼気量，酸素摂取量および二酸化炭素排出量を**ワークシート 39.1** に記入する．

　$\dot{V}O_2$，$\dot{V}CO_2$ および呼気量が 10 秒ごとに記録される．測定開始 6 分目から 15 分目までの 60 秒ごとの平均値を求める．

　＊この実験において，吸気 O_2 と CO_2 濃度は，O_2：20.93%，CO_2：0.03%，N_2：79.04%とする．

②エネルギー消費量の計算

　呼気量と呼気ガス分析値より，エネルギー消費量を以下の手順で計算する．

　1）呼吸商（RQ）の求め方

$$RQ = \dot{V}CO_2 \div \dot{V}O_2$$

　　短時間ならば，この値がほぼ非タンパク性呼吸商を反映していると考えてよい．

　2）エネルギー消費量の算出

　　非タンパク性呼吸商（ここでは RQ の値とする）の各値に相当する係数（酸素 1 L に対する発生エネルギー量 kcal）を表 12.2 より決定する．

　　その値に各 $\dot{V}O_2$ を乗じ，エネルギー消費量（発生エネルギー量）（kcal/分）を求める．

　3）糖質，脂質の燃焼比の計算

　　エネルギーに利用される主たる栄養素は，糖質，脂質およびタンパク質である．酸素摂取量と呼吸商を用いて栄養素の燃焼比を求める．

　　エネルギー消費量を測定する間の尿中排泄窒素量（N）を測定する．排泄される尿中窒素 1 g はタンパク質中 16%にあたることを利用して，下記の式によりタンパク質の燃焼量を求める．

_____年_____月_____日

氏名	性別	年齢
身長	体重	

	6分	7分	8分	9分	10分	11分	12分	13分	14分	15分
呼気中酸素濃度（%）										
呼気中二酸化炭素濃度（%）										
分時呼気量（L/分）										
分時酸素摂取量（mL/分）										
分時二酸化炭素排出量（mL/分）										
呼吸商										
係数（kcal/L O$_2$）										
エネルギー消費量（kcal/分）										
糖質酸化量（mg/分）										
脂質酸化量（mg/分）										

表12.2　非タンパク質呼吸商と非タンパク性エネルギー

非タンパク質呼吸商（NPRQ）	消費酸素1Lあたり			非タンパク質呼吸商（NPRQ）	消費酸素1Lあたり		
	糖質の酸化分解量（g）	脂質の酸化分解量（g）	発生エネルギー（kcal）		糖質の酸化分解量（g）	脂質の酸化分解量（g）	発生エネルギー（kcal）
0.707	0.000	0.502	4.686	0.86	0.622	0.249	4.875
0.71	0.016	0.497	4.690	0.87	0.666	0.232	4.887
0.72	0.055	0.482	4.702	0.88	0.708	0.215	4.899
0.73	0.094	0.465	4.714	0.89	0.741	0.197	4.911
0.74	0.134	0.450	4.727	0.90	0.793	0.180	4.924
0.75	0.173	0.433	4.739	0.91	0.836	0.162	4.936
0.76	0.213	0.417	4.751	0.92	0.878	0.145	4.948
0.77	0.254	0.400	4.764	0.93	0.922	0.127	4.961
0.78	0.294	0.384	4.776	0.94	0.966	0.109	4.973
0.79	0.334	0.368	4.788	0.95	1.010	0.091	4.985
0.80	0.375	0.350	4.801	0.96	1.053	0.073	4.998
0.81	0.415	0.334	4.813	0.97	1.098	0.055	5.010
0.82	0.456	0.317	4.825	0.98	1.142	0.036	5.022
0.83	0.498	0.301	4.838	0.99	1.185	0.018	5.035
0.84	0.539	0.284	4.850	1.00	1.232	0.000	5.047
0.85	0.580	0.267	4.862				

タンパク質の燃焼量（kcal）＝ N（g）× 100（g）/16（g）× 4.1（kcal/g）

タンパク質代謝由来のエネルギー産生量は，生理状態の変化によって，その値は影響を受けるものの，全体の10%以下と考えられている．短時間の測定の際など，簡略する場合には，尿中排泄窒素量の測定を省略して糖質，脂質のみ解析を行う．

糖質，脂質の燃焼は，下記の反応式で表される．

$$C_6H_{12}O_6（グルコース）+ 6\,O_2 \quad \rightarrow \quad 6\,CO_2 + 6\,H_2O$$

$$C_{57}H_{104}O_6（オレイン酸）+ 80\,O_2 \quad \rightarrow \quad 57\,CO_2 + 52\,H_2O$$

したがって，RQ は仮に糖質のみ利用される場合 1.0 となり，脂質のみ利用される場合 0.7 となる．このことを利用して，糖質と脂質の燃焼比を見積もることが可能である．

4) 糖質，脂質の酸化量の計算

容量である $\dot{V}O_2$ と利用された基質の割合を示す RQ がわかれば，利用された基質の酸化絶対量を算出することが可能である．ここでは下記の計算式（Frayn, 1983）を用いて糖質（グルコース）酸化量と脂質酸化量を算出する．

糖質（グルコース）酸化量（mg/分）$= 4.55 \times \dot{V}CO_2 - 3.21 \times \dot{V}O_2$

脂質酸化量（mg/分）$= 1.67 \times (\dot{V}O_2 - \dot{V}CO_2)$

e. 安静時エネルギー消費量の評価

①各指標の経時変化，および平均を示すグラフを作成する

②食事内容の違いがエネルギー代謝に及ぼす影響について考察する

Frayn, 1983 の式

グルコース 1 g を酸化する際に 0.746 L の O_2 を消費し，0.746 L の CO_2 を排泄する．また脂質 1 g を酸化する際に 2.03 L の O_2 を消費し，1.43 L の CO_2 を排泄する．そのため，

$\dot{V}O_2 = 0.746 \times$ グルコース酸化量 $+ 2.03 \times$ 脂質酸化量

$\dot{V}CO_2 = 0.746 \times$ グルコース酸化量 $+ 1.43 \times$ 脂質酸化量

となり，これらから上の式を導くことができる（タンパク質は無視）．

[Frayn K. N., *J. Appl, Physiol.*, **55**, 628-634（1983）]

課題 40　運動時のエネルギー消費量の測定

　運動中における単位時間あたりのエネルギー消費量は，運動強度に応じて，安静時の 3 〜 10 倍以上にまで増大する．そのため，日常生活に運動を取り入れることによって，消費するエネルギーは劇的に変わる．生活習慣病の予防・改善を目的とした運動療法現場においては，運動処方を行う際に，現在どのくらい運動を行っているのか，運動によってどのくらいエネルギーを消費すべきであるかを把握することが重要である．また，エネルギー消費量を把握することで，エネルギー出納を考慮した精密な栄養管理を行うことが可能となる．

　ここでは，間接法の開放式測定法により，運動時のエネルギー消費量を測定する．

準備：呼気採集用マスク，呼気ガス分析器，心拍計，ストップウォッチ，自転車エルゴメーター，簡易乳酸値測定器ラクテート・プロ（アークレイ（株）），アルコール綿，穿刺器，電卓（携帯電話付属品は不可），記録紙と筆記具

a. 事前準備

①実習前日までに 5 〜 6 人のグループをつくり，各々のグループで必ず 1 名の被験者を決めておく．被験者は表 12.3 の注意を守る必要がある．また被験者以外は，タイムキーパー，記録，乳酸測定，運動負荷調節など役割を分担する

②電卓はグループで最低 1 台は用意する．携帯電話の電卓機能はボタンを押し間違えやすく，計算ミスの原因となるので，一般的な電卓を準備する

表 12.3　運動時のエネルギー消費量測定実習の被験者への注意事項
エネルギー消費量の測定は，測定前の食事あるいは身体活動により大きな影響を受け，信頼できるデータの採取に大きく関わるため，注意事項を守る．

①運動着，上履きの運動靴，タオルを持参する
②午前中に実習を行う場合，前日は 22：00 以降は食事をしない
③当日の朝の食事：実習開始 2 時間前を目安に軽食をとる
④水は自由に飲んでよい（乳製品など脂肪含有食品は控える）
⑤実験当日には運動を行わず，できるだけ安静を保つ

b. 実習にあたっての注意事項

　安静時のエネルギー消費量の測定（課題 39）と同様，測定前の測定機器・器具に関する説明をよく聞く．

　運動時のエネルギー消費量の測定は，基本的には安静時のエネルギー消費量の測定と同じであるが，多少手順が入り組んでいるため，グループ内であらかじめ役割を分担し，全手順を理解したうえで実験を開始する（図 12.1）．

c. 運動時のエネルギー消費量の測定

　呼気採取用マスクと呼気ガス分析器の使い方は，安静時のエネルギー消費量の測定（課題 39）と同様に作業する．

①被験者は坐位で，安静を保つ

②マスクについている蛇管を，呼気サンプリングチューブに接続して，呼気ガス分析器とつなげる

③被験者は心拍計，マスクを装着し，10 分間そのままの状態で安静を保つ

④スタートの合図で PC 上のシステムを起動し，測定を始める

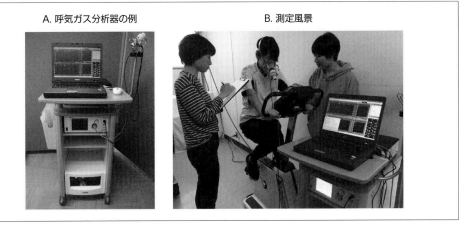

図12.1 呼気ガス分析

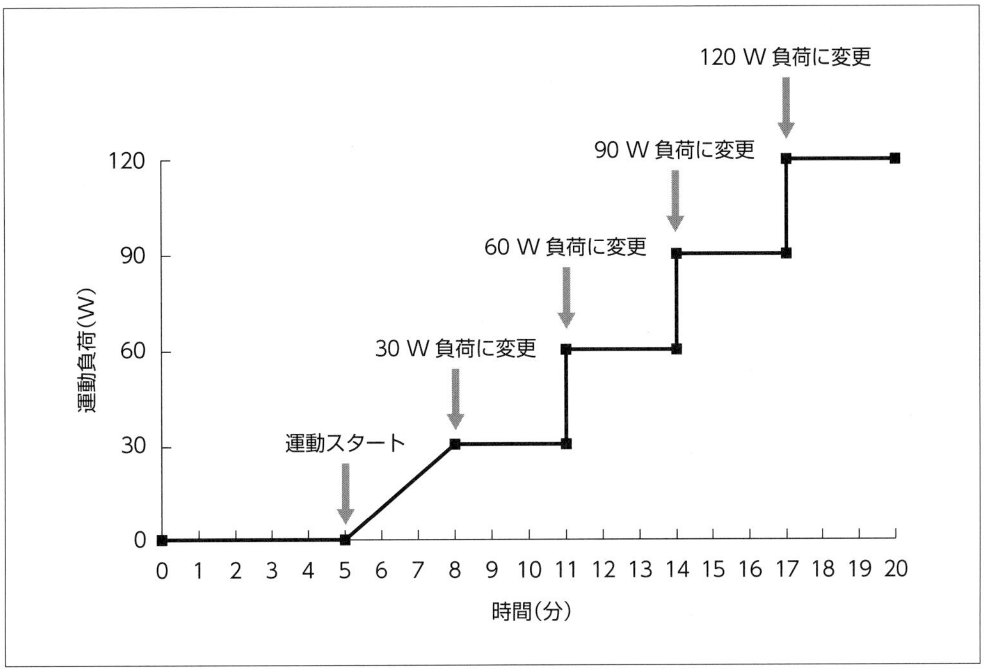

A. 呼気ガス分析器の例　　　B. 測定風景

図12.2　運動負荷プロトコール

（グラフ）
縦軸：運動負荷（W）
横軸：時間（分）

120 W 負荷に変更
90 W 負荷に変更
60 W 負荷に変更
30 W 負荷に変更
運動スタート

⑤ 5分間の測定を行う（$\dot{V}O_2$，$\dot{V}CO_2$，呼気量が記録される）

⑥心拍数を記録する

⑦アルコール綿で指先を拭き取り，指先穿刺を行い，乳酸値を測定し，記録する

⑧自転車エルゴメーターにより，筋作業の負荷を加える

　⑧-1　負荷の強度を4段階に変えて，各強度でのエネルギー消費量を求める

　⑧-2　各負荷における作業時間は，3分間とする

　⑧-3　自転車エルゴメーターでは負荷の強度を調節し，負荷をウォーミングアップ（0～30 Wまで徐々に負荷を上げる），30，60，90，120 W（男子の場合40，80，120，160 W）と3分ごとに上げていく

　⑧-4　各負荷は，軽度のものから間隔をあけることなく順次強度を上げていく

　⑧-5　実験における測定時間は，安静時を含めて計20分となる（図12.2）

⑨各運動負荷において最後の30秒間の間に，指先穿刺を行い，乳酸値を測定し，記録する

【血中乳酸濃度測定方法】

　⑨-1　アルコール綿で指先を拭き取り，穿刺器を使って指尖部へ穿孔する

⑨-2　簡易式乳酸測定器ラクテート・プロを用いて血中乳酸測定を行う

⑨-3　測定器には，事前（1分以内）にセンサを装着しておき，センサ端子に出てきた血液を触れさせて毛細管現象で吸い取らせる

⑨-4　センサに血液が到達すれば，音がするので1分間待つ

⑨-5　1分後に表示される乳酸値を記録する

d. 測定データの分析と整理

以下の各項目について安静時，各負荷時についての値を求め，**ワークシート 39.1** に記録する．

①データの読み取り

呼気量，酸素摂取量，二酸化炭素排出量および心拍数を記入する．

安静時および各運動強度の最後の1分間について，$\dot{V}O_2$，$\dot{V}CO_2$ および呼気量を読み取る．10秒ごとの平均値を各測定値とする．

②エネルギー消費量の計算

課題 39 の d. を参考に，呼気量と呼気ガス分析値より，エネルギー消費量を計算する．

③運動時における利用エネルギー基質の推定

課題 39 の d. を参考に，酸素摂取量と呼吸商より，糖質（グルコース）酸化量と脂質酸化量を算出する．

e. 運動時のエネルギー消費量の評価

得られた結果から，以下の検討事項について考察する．

①心拍数と酸素摂取量の関係：たとえば，運動鍛練者と非運動鍛練者の間でこの関係に違いがあるとすると，どのような原因が考えられるか

②最大酸素摂取量について，最大心拍数を 200 拍/分と仮定して推定する

③最大酸素摂取量を規定する因子には，どのようなものがあるか

④RQ が1を超えることがあるが，どのような原因が考えられるか

⑤安静時代謝量（安静時のエネルギー消費量）（kcal/分）から基礎代謝量を求める

一般に，基礎代謝量は体表面積あたりの1時間値（kcal/m²·時）で表される．また，基礎代謝量と安静時代謝量との間には，

　　　安静時代謝量／基礎代謝量＝ 1.20

の関係があるため，安静時代謝量から基礎代謝量を算出することができる．

※安静時代謝量を体表面積あたりの1時間値に変換すること

【体表面積の求め方】

　　　$S = H^{0.663} \times W^{0.444} \times 88.83$

　　　S：体表面積（cm²），H：身長（cm），W：体重（kg）

⑥Mets（Metabolic equivalents：メッツ）を求める

　　　Mets ＝運動時代謝量／安静時代謝量

Mets は，運動時代謝量（運動時のエネルギー消費量）が安静時代謝量の何倍に増加したかを表す数値である．運動時において Mets を比較することの意義について考察する．

運動前の飲料摂取とエネルギー消費量の測定

運動前に水を摂取した時と糖質飲料を摂取した時において実習を行い，エネルギー代謝動態を比較する．両条件を通して同じ人が被験者となること．

準備：課題 40 と同様，水，経口糖負荷試験用グルコース溶液，100%果汁ジュース

a. 実習の手順

①被験者は，呼気ガス測定 30 分前に，水あるいは糖質飲料（経口糖負荷試験用グルコース溶液，100%果汁ジュース）を摂取する

②課題 40 と同様に注意事項を厳守し，運動負荷試験を行う

③安静時および運動時のエネルギー消費量を測定し，**ワークシート 39.1** に記入する

b. 測定データの分析と考察

①エネルギー消費量，RQ，血中乳酸濃度は，糖質摂取の有無によりどのように変動したか観察し，その原因について検討する

②グラフを作成する

　②-1　呼気量（Ve），$\dot{V}O_2$，RQ，心拍数濃度，血中乳酸を負荷強度に対してプロットする

　②-2　水摂取条件と糖質摂取条件を同じグラフ内にプロットする

　②-3　心拍数と $\dot{V}O_2$ との関係をプロットする

運動時の水分補給

　発汗による熱放散は，運動による体温上昇を防ぐ重要な働きである．多量の発汗に伴い体液量の減少や浸透圧の上昇が生じると，熱中症のリスクが高まる．そのため，強度の高い運動や暑熱環境下での運動の際には，体内諸機能の恒常性を維持するため，適切に水分を補給する必要がある．運動を行う前には，十分な水分を摂取して体液量の損失がないようにしておく．また，運動中，運動後には，発汗により減少した体液，ナトリウムを迅速に回復するため，0.1〜0.2%の食塩を含有した経口補水液を摂取することが望ましい．

　運動による疲労は，筋そのものが疲労して収縮するのが困難な状況である末梢性疲労と，身体活動を続ける意欲やモチベーションの低下などを呈する中枢性疲労に大別される．

　運動による中枢性疲労については，アミノ酸代謝と脳内セロトニン，神経伝達機構の観点から検討がなされているものの不明な点が多い．一方，末梢性疲労についてはいくつかの要因が明らかになっている．

(1) エネルギー基質の枯渇

　運動時における筋収縮のためのおもなエネルギー源は，糖質と脂質である．通常，両者はほぼ均等な割合で利用されるが，中等度以上の運動強度では，筋グリコーゲンなど糖質が筋収縮のエネルギーに利用される割合が多くなる．そのため，高強度の運動が長時間に及ぶ場合，貯蔵グリコーゲン量が減少して筋収縮のためのエネルギーを産生できなくなる．したがって，運動時の筋細胞内グリコーゲン備蓄量が，疲労遅延と持久力延長を左右する要因となる．

(2) 疲労物質の蓄積

　筋収縮能を調節する代表的因子として，乳酸が広く認知されている．筋収縮により生成する乳酸は，生理的条件下では直ちに乳酸イオンと水素イオンに解離する．そのため，乳酸イオンと同時に生成された水素イオンにより筋細胞内の pH は低下する．この水素イオンの蓄積による pH 低下は解糖系酵素活性を阻害し，エネルギー産生効率を低下させる．また，pH の低下は興奮収縮連関における筋小胞体からのカルシウムイオンの放出および取り込みを阻害して収縮タンパク質の機能を阻害する．

(3) 遅発性筋損傷

　強度の高い運動や習慣性のない運動の後しばらく経過すると，食細胞の浸潤とともに筋微細構造の破壊がみられ，いわゆる遅発性筋損傷がみられる．遅発性筋損傷の主観的症状は筋肉痛であるが，単に筋肉痛が起こるだけでなく，筋出力や持久力など運動パフォーマンスに影響を及ぼすことがわかっている．そのような現象の背景には，興奮収縮連関や代謝機能，循環機能が損なわれることが関与し，主観的疲労とは必ずしも相関しない末梢の疲労が起こる．そのため，筋損傷はアスリートのコンディショニングや健康づくりのための運動において負の作用をもたらすことになる．

　ここでは，糖質摂取の有無が末梢性疲労におよぼす影響を評価し，運動前の栄養ケアの重要性について理解する．

課題 42-1　筋持久力の評価

　連続グリップ運動を行うことにより，握力の減衰率を観察し，筋持久力を評価する．

準備：握力測定器（図 3.17 参照），ストップウオッチ

a. 運動負荷手順

　測定を始める前に，それぞれの測定機器・器具に関して説明をよく聞く．測定時には被験者以外の人はグループ内での役割があるため，よく手順を理解してから実験に臨む．

①最初に全力で握り，最大握力を測定（利き腕で行う）

②3 分休憩

③「5 秒全力で握る→5 秒休む」を 5 分間繰り返す

④験者は握るごとに測定値を記録し，メモリを「0」にリセットする

課題 42-2　運動前の食事による影響の評価

　糖質は運動時の重要なエネルギー基質である．朝食で糖質を摂取すると，血液中の糖（グルコース）は速やかに上昇し，その後インスリンの作用により骨格筋や肝臓などに取り込まれる．本実習では，実習を午前中に行うことを想定し，朝食で糖質を摂取した場合と摂取しなかった場合とで，運動持続能力（筋持久力）におよぼす影響について比較する．

a．事前準備

①実習前日までに数名のグループをつくり，グループ内で被験者を決めておく（表 12.4）

②被験者は異なる日に 2 条件（表 12.4，糖質摂取あり条件：③-1 と糖質摂取なし条件：③-2）を行う

表 12.4　実習の被験者への注意
前日からの食事内容や身体活動は，信頼できるデータの採取に大きく関わるため，注意事項を守る．

①運動着，上履きの運動靴を持参する

②前日は 22：00 以降は食事をしない

③当日の朝の食事：午前 8：00 までにとる

　③-1　糖質摂取あり条件：おにぎり 2 個程度，その他野菜，卵焼き，味噌汁などを適宜摂取

　③-2　糖質摂取なし条件：糖質摂取あり条件の試験実施日の献立から糖質含有食品（おにぎり）を差し引いた内容を摂取（果物，清涼飲料にも糖質が入っているので注意する）

④実験当日には運動を行わず，できるだけ安静を保つ

b．運動負荷方法

　課題 42-1 に準じて実施する．

c．測定データの分析と考察

①握力の経時推移をグラフに示す

　糖質摂取あり，なしともに同じグラフ上にプロットする．

②糖質摂取ありと糖質摂取なしで握力の減衰に影響があるか否か観察する

　違いがある場合，そのメカニズムについて考察する．

③筋持久力の規定因子について説明する

④疲労を緩和して，高い運動パフォーマンスを発揮するための朝食の内容（栄養素，食品構成，献立）について提案する

　クラブチームなど集団を対象にしたアセスメントを行う場合，競技特性に応じた身体活動量を把握するとともに，生活活動記録調査を併用することで1日のエネルギー消費量を推定することができる．食事調査結果と生活活動記録調査を併せて評価することでよりよい栄養管理プロセスが可能となる．現実には，必要とされる精度，費用，人的労力などをふまえたうえで評価方法を選択する．

　事例26について，競技の動作強度に応じたエネルギー必要量の算出（課題4参照），1日の生活活動記録（**ワークシート4.1**）および基礎代謝量（国立スポーツ科学研究所のアスリートのための簡易推定式（除脂肪体重×28.5 kcal）利用）から日常エネルギー消費量を推定する．さらに，給食を提供するための栄養介入計画および食品構成・献立について検討する．

【事例26】

大学生男子サッカークラブ

身体状況　身長 173 cm，体重 65.0 kg，除脂肪体重 57.5 kg

生活活動記録

　　7：30　起床
　　8：00　朝食
　　　　　　登校　自転車 15 分
　　9：00〜16：00 大学授業（12：00 昼食）
　16：30〜19：30 練習
　　　　　　下校　自転車 15 分
　20：30　夕食〜休憩・勉強・入浴
　24：00　就寝

練習内容A：パス練習 20 分，ドリブル練習 20 分，シュート練習 20 分，1 対 1 ボール奪い合い 20 分，チーム戦術練習 30 分，ミニゲーム 20 分 2 セット，ミーティング 20 分

練習内容B：ジョギング 45 分，ストレッチ 45 分，レジスタンス運動 60 分（8 種目，各 3 セット，8〜12 回／セット）

---

13. 健康づくりを目的とした運動処方

> **ねらい** ・健康づくりを目的とした有酸素運動，およびレジスタンス運動の運動処方を理解する．
> ・「健康づくりのための身体活動基準 2013」に準じて日常の運動・身体活動を評価する．

課題 43 健康づくりを目的とした運動処方演習

運動処方を検討するうえで特に重要となるのが運動強度である．処方した運動強度が強すぎたり弱すぎたりすると，身体を害する危険性を高めたり，また，逆に運動効果が望めなくなったりする．そのため，体力向上や疾病予防などの目的を達成するために，運度強度の決定は注意深く行う．

ここでは，①運動の種類と特徴を理解し，②有酸素運動の運動強度を設定するための指標として，酸素摂取量，心拍数，主観的運動強度，血中乳酸濃度を取り上げる．また，③レジスタンス運動の運動強度を設定するための指標として，最大拳上重量を取り上げる．

課題 43-1　運動の種類と特徴を理解する

解説 1, 2 を参考に，有酸素運動，無酸素運動，レジスタンス運動について特徴をまとめ，グループごとに発表する．

【解説 1】有酸素運動と無酸素運動

有酸素運動は，ATP 供給を有酸素的代謝系に依存した運動である．

筋収縮の主要なエネルギー源は，グルコースと遊離脂肪酸であるため，身体活動量の増加は，食事から摂取した糖質や脂質をエネルギー化するとともに体脂肪の分解に寄与する．したがって，有酸素運動は，エネルギー消費量を増やしてエネルギー出納を負に傾ける．

また，有酸素運動を日常的に習慣化することにより，インスリン抵抗性の改善や代謝酵素の活性化，ミトコンドリア機能の増大などの適応が起こり，運動時および安静時の糖代謝，脂質代謝が改善する．

内臓脂肪の蓄積を防止し，メタボリックシンドロームの予防・改善を目的とした運動は，脂質をエネルギー基質として利用する強度で行うのが望ましく，無酸素性作業閾値か，これをやや下回る程度で行うのが最も効率的である．すなわち，最大運動強度の 50 ～ 70%程度がこれに相当し，最大酸素摂取量，心拍数，主観的運動強度などによって見積もることが可能である．

運動の種類としては，ジョギングや水泳，サイクリングなどの有酸素運動が適しており，アメリカスポーツ医学会（American College of Sports Medicine：ACSM）では，1 回 20 ～ 60 分，週に 3 ～ 5 回行うことを運動処方の基本原

則として推奨している．ただし，高齢者や呼吸器，循環器疾患などの患者には無理のない運動条件を処方しなければならない．
　一方，無酸素運動は，ATP供給を無酸素的代謝系に依存した運動である．すなわち，強度は高いものの，長時間行うことができないためエネルギー消費量が少なく，また心臓循環系への負荷も大きいので健康づくりのための運動としては推奨されない．

【解説2】レジスタンス運動

　加齢に伴う筋減弱の抑制に，レジスタンス運動（筋力トレーニング）が効果的であることが示されている．
　これは，レジスタンス運動によって成長ホルモンや成長因子の分泌，筋成長抑制因子の減少などが起こり，筋タンパク質合成能が増大すること，また，筋サテライト細胞の増殖機能もレジスタンス運動によって増大することがわかっており，筋線維数の減少の抑制に寄与する．
　このようなレジスタンス運動の筋減弱抑制効果を期待するには，ACSMでは8〜10種類の運動を1セット，週に2〜3回行うことを推奨している．

課題43-2　有酸素運動の運動強度設定

　有酸素運動の強度を設定するための指標として，酸素摂取量，心拍数，主観的運動強度および血中乳酸濃度を用いた運動強度の設定方法を実習する．
準備：課題40と同じ＋主観的運動強度スケール（表13.1）

a. 酸素摂取量を用いた運動強度の設定

　酸素摂取量とエネルギー消費量，運動強度に相関があることを利用し，最大能力（最大酸素摂取量：$\dot{V}O_{2\,max}$）を100%としてその百分率で示す．この方法により50〜70% $\dot{V}O_{2\,max}$に設定するのが望ましい．$\dot{V}O_{2\,max}$を実際に測定するのは負担が大きいため，ここでは最大下運動により$\dot{V}O_{2\,max}$を推定し，50% $\dot{V}O_{2\,max}$における運動負荷を見積もる．

［方法］
①課題40で得られた漸増負荷運動試験での$\dot{V}O_2$と，推定最大心拍数（ここでは200とする）から，$\dot{V}O_{2\,max}$を推定する

②50% $\dot{V}O_{2\,max}$を決定し，その時の運動負荷を求める

b. 心拍数を用いた運動強度の設定

　酸素摂取量を測定するには特殊な器具や設備が必要であることから，限られた施設においてでしか行うことができない．そこで，有酸素運動中，酸素摂取量に比例して増加する心拍数を運動強度の指標として用いることができる．

［方法］
①下記の式により推定最大心拍数（heart rate maximum：HRmax）を求める

　　推定最大心拍数（拍／分）＝ 220 －年齢

②推定最大心拍数および座位安静時における心拍数を用いて，下記の式により50% HRmaxを求める

　　目標心拍数（拍／分）＝（推定最大心拍数－安静時心拍数）× 50（%）／100 ＋安静時心拍数

③漸増負荷運動試験（課題40）を行い，目標心拍数に達した時の運動強度を観察する

c. 主観的運動強度を用いた運動強度の設定

　より簡易な運動強度の推定方法として，主観的運動強度の聞き取りがある．この方法は精密さでは他の方法より劣るが，被験者と験者間でコミュニケーションが行えれば簡易に推定することが可能である．最も一般的なのは，Borgによって設計された主観的運動強度スケール（表13.1）から運動強度を設定する方法で

表 13.1　Borg による主観的運動強度スケール（1982）

	日本語表記	英語表記
20		
19	非常にきつい	Very very hard
18		
17	かなりきつい	Very hard
16		
15	きつい	Hard
14		
13	ややきつい	Somewhat hard
12		
11	楽である	Fairly light
10		
9	かなり楽である	Very light
8		
7	非常に楽である	Very very light
6		

ある．6〜20のスケールは若年成人において概ね心拍数60〜200に相当するように作成されている．また，全世代に共通して6を安静，20を最大努力として，スケールを用いることができる．

［方法］

①漸増負荷運動試験（課題40）を実施する

②運動負荷中，主観的運動強度スケール中の「13. ややきつい」から「11. 楽である」（乳酸性作業閾値（lactate threshold：LT）あるいはLTのやや低値に相当）程度の運動強度を記録し，LTを求める

d. 血中乳酸濃度を用いた運動強度の設定

　運動強度を漸増させると，ある地点から急激に血中乳酸濃度が上昇し始める．これは無酸素的代謝によるエネルギー供給システムが高まった結果，代謝産物である乳酸が蓄積するためである．乳酸が蓄積しない範囲で強度の最も高い点（LT）を運動強度の基準として採用することができる．

［方法］

①被験者は十分に座位安静を保ち，ベースラインの血中乳酸濃度を測定する（乳酸測定方法は課題40参照）

②自転車エルゴメーターにより筋作業の負荷を加える

　負荷の強度を調節し，負荷をウォーミングアップ（0〜30Wまで徐々に負荷を上げる），30，50，70，90，110，130W・・・と3分ごとに上げていく．

③各負荷における作業時間は3分間とし，各負荷の最後の30秒の時点において安静時同様に血中乳酸濃度を測定する（乳酸測定方法は課題40参照）

④乳酸カーブを描き，LTを求める

e. 考察

①a〜dの方法で求めた運動強度を比較する

②それぞれの方法の特徴や適応についてまとめる

課題 43-3　レジスタンス運動の運動強度設定

　一般に，8～12回で筋疲労に至る重量（8-12 repetition maximum：RM）でトレーニングした場合，筋力および筋持久力を向上させることができる．この強度を設定するには2通りの方法が考えられる．大筋群を使う種目であるベンチプレス，レッグプレスにおいて運動強度を設定する．ベンチプレスはフリーウェイト（バーベル），レッグプレスはマシン（サイベックス社製など）を用いる．

［方法 1］

　ウォーミングアップとしてストレッチおよび最低重量でのレジスタンス運動各種目1～2セットを行う．軽重量たとえばベンチプレス：体重の50%重量（kg），レッグプレス：体重の80%重量（kg）から始め，12回動作を繰り返す．疲労困憊に至らずに12回動作を行えた場合，8～12回の範囲で疲労困憊に至るように重量を徐々に増加させていき，強度を決定する．

［方法 2］

　ウォーミングアップ後，たとえばベンチプレス：体重の80%重量（kg），レッグプレス：体重の120%重量（kg）から始め，試行錯誤方式により1回挙上できる最大重量（1 RM）を決定する．8～12 RMの重量は80% 1 RMの重量に相当するため，1 RMの80%の重量を算出する．

課題 **44** 低強度の運動処方演習

2006 年に「健康づくりのための運動基準 2006」が策定され，わが国における運動基準が大幅に見直された．さらに，2013 年には運動基準の改定版として，「健康づくりのための身体活動基準 2013」が策定されている．これらの運動・身体活動基準では，課題 43-2 の LT 強度を目安とする有酸素運動強度や，週 2 ～ 3 回の中・高強度レジスタンス運動という概念とは別に，生活習慣病を予防する目的でエネルギー消費量を高めることを念頭に置いた最低限の身体活動・運動についての考え方が盛り込まれている．この背景には，歩行，家事のような低強度の運動・身体活動であっても，健康に寄与する効果が得られるという科学的根拠の発展がある．

課題 44-1　日常身体活動におけるエネルギー消費量の推定と評価

エネルギー消費量は身体活動強度（Mets）と体重に依存することから，以下の式により簡易的に見積もることが可能である（「健康づくりのための身体活動基準 2013」より）．

　　エネルギー消費量（kcal）＝ Mets・時（h）×体重（kg）

①課題 4-1 を参考に，1 日の生活活動調査票（**ワークシート 4.1**）を使って，自分の生活活動内容を記録し，総エネルギー消費算出表（**ワークシート 4.2**）に記入する

②身体活動に相当する強度（Mets）と活動時間を求める

③上記の式により，総エネルギー消費量（kcal）を算出する

④生活活動記録から得られた運動，生活活動の情報から得られた身体活動強度（Mets）および身体活動量（Mets・時）が身体活動基準を満たしているか否か検討する

応用栄養学実習 第 2 版 索引

編者紹介

木戸　康博
　1979 年　徳島大学医学部栄養学科卒業
　1981 年　徳島大学大学院栄養学研究科修了
　現　在　京都府立大学 名誉教授

小林ゆき子
　1995 年　京都女子大学家政学部食物学科卒業
　2001 年　京都府立大学大学院生活科学研究科修了
　現　在　京都府立大学大学院生命環境科学研究科 講師

NDC 590　　　189p　　　30 cm

栄養科学シリーズ NEXT

NEXT 応用栄養学実習　第 2 版

2020 年 9 月 10 日　　第 1 刷発行
2024 年 7 月 22 日　　第 4 刷発行

編　者　木戸康博・小林ゆき子
発行者　森田浩章
発行所　株式会社　講談社
　　　　〒 112-8001　東京都文京区音羽 2-12-21
　　　　　　販　売　(03)5395-4415
　　　　　　業　務　(03)5395-3615

KODANSHA

編　集　株式会社　講談社サイエンティフィク
　　　　代表　堀越俊一
　　　　〒 162-0825　東京都新宿区神楽坂 2-14　ノービィビル
　　　　　　編　集　(03)3235-3701
印刷所　株式会社　双文社印刷
製本所　大口製本印刷株式会社

ISBN978-4-06-520823-6

栄養科学シリーズ NEXT

基礎化学 第2版 ISBN 978-4-06-535640-1 新刊	**運動生理学 第2版** ISBN 978-4-06-155369-9	**栄養教育論実習 第2版** ISBN 978-4-06-155381-1
基礎有機化学 第2版 ISBN 978-4-06-535642-5 新刊	**食品学** ISBN 978-4-06-155339-2	**栄養カウンセリング論 第2版** ISBN 978-4-06-155358-3
基礎生物学 ISBN 978-4-06-155345-3	**食品学総論 第4版** ISBN 978-4-06-522467-0	**医療概論** ISBN 978-4-06-155396-5
基礎統計学 第2版 ISBN 978-4-06-533602-1 新刊	**食品学各論 第4版** ISBN 978-4-06-522466-3	**臨床栄養学概論 第2版** ISBN 978-4-06-518097-6
健康管理概論 第4版 ISBN 978-4-06-533432-4 新刊	**食品衛生学 第4版** ISBN 978-4-06-155389-7	**新・臨床栄養学 第2版** ISBN 978-4-06-530112-8
公衆衛生学 第3版 ISBN 978-4-06-155365-1	**食品加工・保蔵学** ISBN 978-4-06-155395-8	**栄養薬学・薬理学入門 第2版** ISBN 978-4-06-516634-5
食育・食生活論 ISBN 978-4-06-155368-2	**基礎調理学** ISBN 978-4-06-155394-1	**臨床栄養学実習 第3版** ISBN 978-4-06-530192-0
臨床医学入門 第2版 ISBN 978-4-06-155362-0	**調理学実習 第2版** ISBN 978-4-06-514095-6	**公衆栄養学概論 第2版** ISBN 978-4-06-518098-3
解剖生理学 第3版 ISBN 978-4-06-516635-2	**新・栄養学総論 第2版** ISBN 978-4-06-518096-9	**公衆栄養学 第7版** ISBN 978-4-06-530191-3
栄養解剖生理学 ISBN 978-4-06-516599-7	**基礎栄養学 第4版** ISBN 978-4-06-518043-3	**公衆栄養学実習** ISBN 978-4-06-155355-2
解剖生理学実習 ISBN 978-4-06-155377-4	**分子栄養学** ISBN 978-4-06-155397-2	**地域公衆栄養学実習** ISBN 978-4-06-526580-2
病理学 ISBN 978-4-06-155313-2	**応用栄養学 第6版** ISBN 978-4-06-518044-0	**給食経営管理論 第4版** ISBN 978-4-06-514066-6
栄養生化学 ISBN 978-4-06-155370-5	**応用栄養学実習 第2版** ISBN 978-4-06-520823-6	**献立作成の基本と実践 第2版** ISBN 978-4-06-530110-4
生化学 第2版 ISBN 978-4-06-535641-8 新刊	**運動・スポーツ栄養学 第4版** ISBN 978-4-06-522121-1	
栄養生理学・生化学実験 ISBN 978-4-06-155349-1	**栄養教育論 第4版** ISBN 978-4-06-155398-9	

東京都文京区音羽 2-12-21
https://www.kspub.co.jp/

KODANSHA

編集 ☎03(3235)3701
販売 ☎03(5395)4415